C. Schmid

A. Philipp

(Hrsg.)

Leitfaden extrakorporale Zirkulation

C. Schmid

A. Philipp

Leitfaden extrakorporale Zirkulation

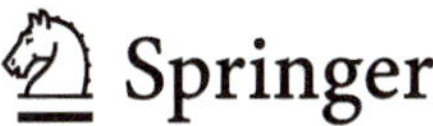
Springer

Prof. Dr. med. Christof Schmid
Direktor
Klinik und Poliklinik für Herz-,
Thorax- und herznahe Gefäßchirurgie,
Universitätsklinikum
Franz-Josef-Strauß-Allee 11
93053 Regensburg

Alois Philipp
Leitung Kardiotechnik
Klinik und Poliklinik für Herz-,
Thorax- und herznahe Gefäßchirurgie
Universitätsklinikum
Franz-Josef-Strauß-Allee 11
93053 Regensburg

ISBN 978-3-642-17002-7 Springer Medizin Verlag Heidelberg

Bibliografische Information der Deutschen Nationalbibliothek
Die Deutsche Nationalbibliothek verzeichnet diese Publikation in der Deutschen Nationalbibliografie;
detaillierte bibliografische Daten sind im Internet über http://dnb.ddb.de abrufbar.

Springer Medizin
Springer-Verlag GmbH
Ein Unternehmen von Springer Science+Business Media
springer.de

© Springer Medizin Verlag Heidelberg 2011

Planung: Dr. Fritz Kraemer, Heidelberg
Projektmanagement: Barbara Knüchel, Heidelberg
Copy-Editing: Dr. Astrid Horlacher, Dielheim
Cover-Design: deblik, Berlin
Satz, Zeichnungen und Reproduktion der Abbildungen:
Fotosatz-Service Köhler GmbH – Reinhold Schöberl, Würzburg

Gedruckt auf säurefreiem Papier   2111/106 – 5 4 3 2 1 0

Vorwort

Die extrakorporale Zirkulation war und ist für den Herzchirurgen seit Jahren Segen und Fluch zugleich. Sie ermöglicht ihm den Zugang zum Herzen und letztendlich die gesamte offene Herzchirurgie. Eine Langzeitanwendung war jedoch seit jeher problematisch und führte stets über eine Multiorgandysfunktion bis zum Tod des Patienten. Mit der Entwicklung der »Offpump«-Chirurgie wurde erstmals der Gedanke einer schonenderen Herzchirurgie popularisiert, jedoch fanden sich hier bald operationstechnische Grenzen, sodass der Einsatz der Koronarrevaskularisation ohne Herz-Lungen-Maschine limitiert geblieben ist. Um die Nebenwirkungen und Gefahren der extrakorporalen Zirkulation zu mindern, wurden daher in der Folgezeit kleinere Systeme, sog. miniaturisierte Herz-Lungen-Maschinen entwickelt. Solche Systeme wurden teilweise schon früher beim Postkardiotomieversagen eingesetzt, jedoch nicht zu Routineoperationen oder zur ECMO-Langzeittherapie. Durch die Optimierung der Mini-EKZ können heutzutage koronare Bypassoperationen mit kardioplegischem Herzstillstand mit nur sehr geringer Inflammation und mit niedrigem Blutungsrisiko erfolgen. ECMO-Therapien können über Wochen und Monate durchgeführt werden, ohne dass dem Patienten ein Multiorganversagen droht. Selbst boden- und luftgestützte Patiententransporte primär nicht transportabler Patienten sind mit den Mini-EKZ-Systemen möglich geworden.

Ziel des vorliegenden Buches ist es, das Spektrum der extrakorporalen Zirkulation umfassend und doch kompakt zu vermitteln. Die physiologischen Grundlagen, die Indikationsstellung, die technische Durchführung, die erreichbaren Ergebnisse und die Probleme werden dargestellt und diskutiert. Dabei wird aber kein Anspruch auf Vollständigkeit erhoben, da mannigfaltige Variationsmöglichkeiten mit den verschiedenen Systemen bestehen. Für Verbesserungsvorschläge sind wir dennoch stets offen und nehmen konstruktive Kritik gerne entgegen.

Regensburg, im Frühjahr 2011
Christof Schmid und Alois Philipp

Inhaltsverzeichnis

Abkürzungsliste

ACT	activated clotting time
ADH	antidiuretisches Hormon
aPTT	aktivierte partielle Thromboplastinzeit
ARDS	adult respiratory distress syndrome
AT	Antithrombin
$AVCO_2R$	arteriovenous CO_2 removal
$AVDO_2$	arteriovenöse Differenz des O_2-Gehalts
C_aO_2	arterielle Sauerstoffsättigung
CT	Computertomografie
DO_2	systemisches O_2-Angebot
$ECCO_2R$	extracorporeal CO_2 removal
ECLS	extracorporeal life support
ECMO	extrakorporale Membranoxygenierung (extracorporeal membrane oxygenation)
EKG	Elektrokardiogramm
EKZ	extrakorporale Zirkulation
ELS	emergency life support system
ELSO	Extracorporeal Life Support Organization
ESS	Euthyroid-sick-Syndrom
FiO_2	inspiratorische O_2-Konzentration
Hb	Hämoglobingehalt
HIT I	Heparin-induzierte Thrombozytopenie Typ I
HIT II	Heparin-induzierte Thrombozytopenie Typ II
Hkt	Hämatokritwert
H-PF 4	Heparin-Plättchenfaktor 4
HZV	Herzzeitvolumen
IABP	intraaortale Ballonpumpe
ILA	interventional lung assist
ITW	Intensivtransportwagen
NMH	niedermolekulares, fraktioniertes Heparin
NOMI	non-okklusive Mesenterialischämie
OPCAB	offpump coronary artery bypass
P_aCO_2	arterieller Kohlendioxidpartialdruck
P_aO_2	arterieller Sauerstoffpartialdruck

pAVK   periphere arterielle Verschlusskrankheit
pCO_2 Kohlendioxidpartialdruck
PECLA   pumpless extracorporeal lung assist
PEEP   positiv-endexpiratorischer Druck
           (positive endexpiratory pressure)
pO_2 Sauerstoffpartialdruck
PTCA   perkutane transluminale koronare Angioplastie
PTH   Parathormon
RIS   Rapid-Infusion-System
RQ   respiratorischer Quotient
rtPA   tissue plasminogen activator
SIRS   Systemisches inflammatorisches Response-Syndrom
           (systemic inflammatory response syndrome)
T_3 Triiodthyronin
T_4 Thyroxin
TEE   transösophageale Echokardiografie
TIA   transitorisch ischämische Attacke
TSH   Thyreotropin
UFH   unfraktioniertes Heparin
va-ECMO   venoarterielle extrakorporale Membranoxygenierung
VARD   Affinity Venous Air Removal Device
VCO_2 CO_2-Abgabe
VO_2 Sauerstoffverbrauch
vv-ECMO   venovenöse extrakorporale Membranoxygenierung
ZVD   zentraler Venendruck

Historie

Die Geschichte der extrakorporalen Zirkulation (EKZ) ist wie auch die Herzchirurgie selbst relativ jung. Die historischen Wurzeln aber reichen weit in die Vergangenheit zurück, denn schon 1812 dachte der französische Physiologe LeGallois über einen Ersatz des Herzens nach (LeGallois 1812). Erste tierexperimentelle Organperfusionsstudien mit einer »Herz-Lungen-Maschine« über einen geschlossenen Kreislauf wurden 1885 durch von Frey und Gruber beschrieben (von Frey u. Gruber 1885). Die weitere Forschung an Blutpumpen konzentrierte sich zunächst auf pulsatile Systeme, bei denen ein Gummiballon rhythmisch komprimiert wurde (Jacobj 1890). Dale und Schuster führten 1928 in Hampstead die erste pulsatile Membranpumpe ein, die über Ventile einen gerichteten Blutfluss gewährleistete (Dale u. Schuster 1928). Einen fundamentalen Fortschritt bedeutete die Entwicklung der Rollerpumpe, die auch ohne Ventile einen gerichteten Blutfluss generierte. Das Grundprinzip wurde bereits 1855 durch Porter und Bradley patentiert und war u. a. für den Einsatz bei Feuerlöschern und zur Vereinfachung der Sirupproduktion gedacht. In einer kleineren Version sollte sie auch das Magenauspumpen erleichtern. Allen ließ sich 1887 die erste Rollerpumpe zur Bluttransfusion patentieren. Sein Pumpengehäuse wies ein Reservoir für heißes Wasser auf, das ein Auskühlen des Blutes während der Übertragung verhindern sollte (Allen 1888; Herdman 1887). Truax entwickelte die Pumpe weiter und konzipierte die erste Doppelrollerpumpe 1891 (Truax 1899, ◻ Abb. 1.1). Eine entscheidende Modifikation erfolgte durch DeBakey 1934, der den Schlauch so in der Pumpe fixierte, dass er sich nicht mehr weiter bewegen konnte – ein bis dahin ungelöstes Problem. Außerdem war ein Blutfluss nur in eine Richtung möglich und ein Rotationszähler erlaubte eine Quantifizierung der Pumpleistung. Aufgrund ihrer Effizienz wird dieses Prinzip der Rollerpumpe noch heute vielfach bei Herz-Lungen-Maschinen angewandt (DeBakey 1934; Cooley 1987).

Auch in Deutschland wurde an Blutpumpen geforscht. Beck aus Kiel entwickelte 1924 eine Rollerpumpe mit einer Rolle zu Transfusionszwecken, die er im Folgejahr zu einem 3-Rollen-Modell modifizierte. Letztere wurde als Beck'sche Mühle bekannt (Beck 1924, 1925).

Schon früh konnte durch Versuche von Brown-Sequard nachgewiesen werden, dass neben der Perfusion auch eine Oxygenierung notwendig ist (Brown-Sequard 1858). Daher wurde parallel zur Entwicklung der Blutpumpen auch nach Möglichkeiten gesucht, eine Oxygenierung des Blutes zu erreichen. 1882 leitete von Schröder Luft direkt ins Blut, was aber aufgrund der Schaumbildung eine unbefriedigenden Lösung war (von Schröder 1882). Von

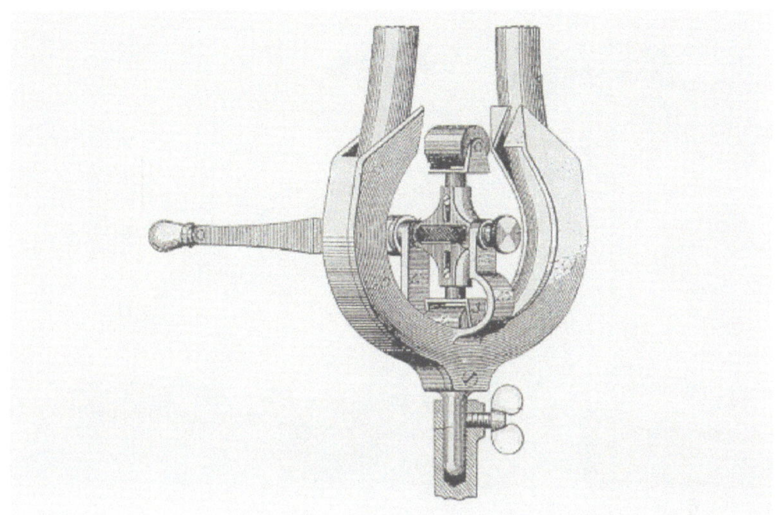

Frey und Gruber benutzten in Leipzig 1885 bereits einen Filmoxygenator, der aus einem rotierenden Glaszylinder bestand und dessen Prinzip lange als führend galt.

Jenseits des eisernen Vorhangs entwickelte Bryukhonenko in den 1930er-Jahren eine Herz-Lungen-Maschine, die aus zwei Membranpumpen und erstmals auch einem Blasen (»Bubble«)-Oxygenator bestand (■ Abb. 1.2). Bryukhonenko, wie auch später Demikhov, führten dazu zahlreiche Experimente an Hunden durch. Berühmt wurden nicht nur ihre Versuche mit Herzen und Lungen, sondern vor allem die Experimente mit den Hundeköpfen, die Bryukhonenko isoliert perfundierte und Demikhov transplantierte (»Hund mit zwei Köpfen!«) (Lokshin et al. 1998; Demikhov 1969, 1989).

In den 1950er-Jahren folgten erste klinische Anwendungsversuche der EKZ beim Menschen. Dennis führte am 5. April 1951 bei der 6-jährigen Patricia Lee Anderson den ersten totalen Bypass durch. Statt des präoperativ diagnostizierten Vorhofseptumdefekts fand sich intraoperativ jedoch ein AV-Kanal, der zu dieser Zeit noch nicht korrigierbar war (Dennis 1985; Dennis et al. 1951). Im Mai 1951 wurde mithilfe der Herz-Lungen-Maschine bei der 2-jährigen Sheryl L. Judge ein Vorhofseptumdefekt verschlossen. Ein leeres Re-

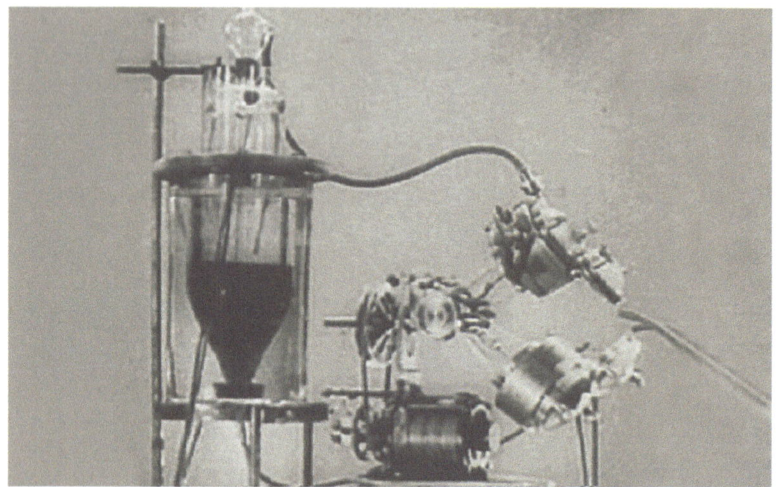

◘ Abb. 1.2 »Autojector« mit Membranpumpen und Oxygenator von Bryukhonenko. (Aus »Experiments in the Revival of Organisms«,1940)

servoir führte jedoch zu einer massiven Luftembolie, woran das Kind starb. Im August führten Dogliotti und Constantini in Turin erstmals einen partiellen Bypass bei einem Patienten mit einem großen Mediastinaltumor durch, der sich während der operativen Entfernung des Tumors massiv verschlechterte (Dogliotti 1952; Dogliotti et al. 1954). Der erste erfolgreiche Linksherzbypass gelang Dodrill, der am 3. Juli 1952 den 41-jährigen Henry Opitek erfolgreich an seiner insuffizienten Mitralklappe operierte. Sein Linksherzbypass förderte bis 4,5 l/min für 50 min (Dodrill et al. 1952). Auch der erste erfolgreiche Rechtsherzbypass erfolgte durch Dodrill. Am 21. Oktober 1952 behob er eine kongenitale Pulmonalstenose beim 16-jährigen Charles Moses (Dodrill et al. 1953).

In Philadelphia bewegte der Tod einer jungen Patientin, die nach einer Embolektomie bei massiver Lungenembolie 1931 verstorben war, Gibbon eine Herz-Lungen-Maschine zu entwickeln. Bereits 1935 konnte er eine Katze mit einem Prototyp 26 min am Leben halten. Nach dem Zweiten Weltkrieg setzte er seine Versuche an Hunden fort, wobei er die Letalität durch den Einsatz der Herz-Lungen-Maschine von 80% auf 10% senken konnte. Schließlich gelang ihm am 6. Mai 1953 der erste erfolgreiche humane Einsatz seiner von IBM produzierten Herz-Lungen-Maschine, nachdem Dennis mit seinem Team 1951 gescheitert war (Dennis 1985; Gibbon 1954). Bei der 18-jährigen Cecelia Bavolek verschloss er mithilfe seiner Herz-Lungen-Maschine (HLM), die 26 min lang die kardiopulmonale Funktion übernahm, einen Vorhofseptumdefekt (HLM-Dauer insgesamt 45 min). Aufgrund zahlreicher Fehlschläge wurde es danach kurze Zeit ruhig um die Entwicklung der EKZ bis Lillehei mithilfe der »Cross Circulation« bewies, dass mit einer ausreichenden »Pumpe« angeborene Vitien korrigiert werden können (Lillehei et al. 1955). Hiernach wurde die offene Herzchirurgie durch die Entwicklung eines sehr einfachen Bubbleoxygenators durch DeWall und dem DeWall-Lillehei-Pumpoxygenator in Minneapolis sehr schnelle Realität, und auch Kirklin begann, an der Mayo-Klinik in Rochester komplexere Vitien mit der Gibbon-Maschine zu operieren (DeWall et al. 1956; Kirklin et al. 1955).

Gibbons erster Oxygenator war ein Gitteroxygenator. Das Hauptproblem dieses riesigen Oxygenators war eine konstant abnehmende Gasaustauschfläche. Die nachfolgenden Scheibenoxygenatoren wurden aufgrund inakzeptablen Schäumens und Hämolyse bald wieder verlassen. Die Grundidee der Bubbleoxygenatoren, war zwar bereits von von Schröder 1882 konzipiert worden und auch Bryukhonenko benutzte schon das Prinzip. Dennoch kamen erst Ende der 1950er-Jahre wieder Bubbleoxygenatoren zur Anwendung, die venöses Blut sehr effektiv oxygenieren konnten (von Schröder 1882). Vorausgegangen war die Entdeckung, dass Silikon den Blutschaum auflöste, der durch das Einblasen von Sauerstoff in das Blut entstand (Clark et al. 1950). Der Entzug des CO_2 gestaltete sich aber weiterhin schwierig. Da die CO_2-Konzentration im »Oxygenatorabgas« den pCO_2 des arteriellen Blutes nicht übersteigen konnte, musste der Sauerstofffluss weit über die Sauerstoffaufnahmekapazität des Blutes angehoben werden – analog den Verhältnissen einer normalen Lunge.

Die Idee zur Entwicklung eines Membanoxygenators entstand 1944 durch Kolff, als er beobachtete, dass Blut in seiner künstlichen Niere oxygeniert wurde. Erst 1955 wurde der erste Membranoxygenator durch Kolff u. Balser entwickelt und 1956 erstmals klinisch eingesetzt. Zu den ersten Membranoxygenatoren gehört auch die sog. »Bramson lung«. Im Vergleich zu den Vorgängermodellen war sie wesentlich weniger traumatisch hinsichtlich Hämolyse, Thrombozytenschädigung und Proteindenaturierung (Bramson et al. 1969). Tierversuche zeigten sich extrem erfolgreich und klinisch gelang es, im zweiten Versuch ein 10-jähriges Kind über 42 h lang zu perfundieren; den-

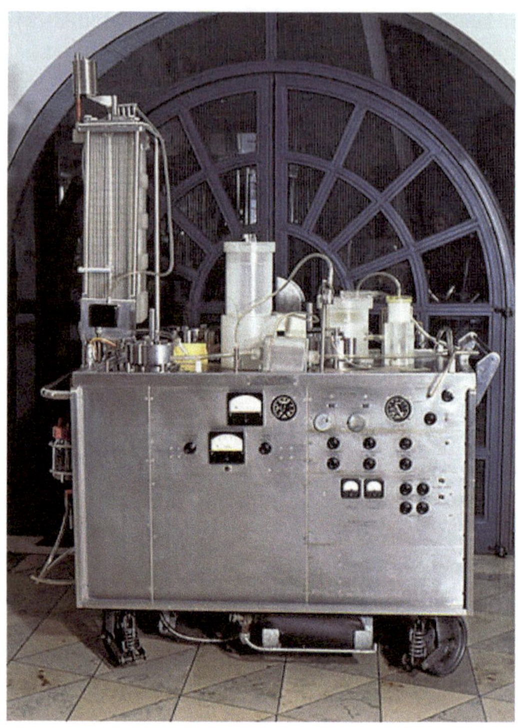

Abb. 1.3 Gibbon-Mayo-Oxygenator 1958. Diese weltweit als drittes und europaweit als erstes Exemplar eingesetzte Maschine diente bei 649 Operationen am offenen Herzen zur Erzeugung eines extrakorporalen Kreislaufs (der damalige Anschaffungspreis für die Chirurgische Klinik der Medizinischen Akademie der Stadt Düsseldorf unter der Leitung von Ernst Derra betrug 220.000,- DM. (Quelle: Deutsches Medizinhistorisches Museum Ingolstadt, Foto: © Michael Kowalski)

noch war sie nie kommerziell erhältlich (Bramson et al.1972). Auch in Deutschland (Düsseldorf) wurde dieser Membranoxygenator frühzeitig getestet und klinisch eingesetzt (Schulte et al. 1972). Im Handel waren Membranoxygenatoren erst ab 1969 erhältlich (Abb. 1.3).

Eine Alternative zur Rollerpumpe entstand erst mit der Einführung der Zentrifugalpumpe. Das Prinzip der Zentrifugalpumpe wurde bereits 1900 patentiert, zum Bluttransport wurde dieser Pumpentyp aber erst 1960 eingesetzt (Saxton u. Andrews 1960). Nach initialem Einsatz bei der mechanischen Kreislaufassistenz, insbesondere zur Linksherzunterstützung, folgte schließlich die Verwendung der Zentrifugalpumpe als arterielle Pumpe in der Herz-Lungen-Maschine.

1.1 Entwicklung der EKZ in der Bundesrepublik Deutschland

In der Bundesrepublik Deutschland begann das Interesse an der EKZ 1951 an mehreren Orten. Da es noch keine käuflich erwerbbare Herz-Lungen-Maschinen gab, wurden eigene Systeme entwickelt. Besonders intensive Forschungsaktivitäten entstanden in Berlin (Linder), Düsseldorf (Löhr), Göttingen (Bücherl), Heidelberg (Spohn) und Marburg (Zenker). Auch in Bonn (Dietmann) und Tübingen (Grieser) wurde an einer Herz-Lungen-Maschine gebaut. Derra (Düsseldorf) setzte zuerst auf das Hypothermieverfahren, das er nach dem ersten erfolgreichen Verschluss eines Vorhofseptumdefekts im Februar 1955 zu einem Standardverfahren entwickelte. Ihm folgten 1956 Koncz, Linder, Vossschulte, 1957 Gütgemann, Krauss und Zukschwerdt. Aus Sicherheitsgründen mussten die Maßnahmen am Herzen auf 6–8 min beschränkt bleiben. Sehr bald wurden die Grenzen des Hypothermieverfahrens evident, sodass man sich intensiver der EKZ zuwandte.

Zenker (1903–1984) wurde 1951 auf dem Kongress der Internationalen Gesellschaft für Chirurgie in Paris von einem Vortrag des Physiologen Jongbloed aus Utrecht so sehr beeindruckt und überzeugt, dass die Zukunft der Herzchirurgie durch die Verwendung von Herz-Lungen-Maschinen bestimmt würde, dass er sich selbst deren Weiterentwicklung zuwendete.

» Unsere ersten experimentellen Untersuchungen (1955/56), die mit einem Pumpoxygenator nach Lillehei und De Wall ausgeführt wurden, galten der Klärung der pathophysiologischen Veränderungen im Gasstoffwechsel und im Säurehalt und ihres Ausgleichs während extrakorporaler Zirkulation. Erst die günstigen experimentellen Ergebnisse mit einem Modell eines Gitteroxygenators nach Kay-Gaertner, der von Schmidt-Mende und Borst im Physikalischen Institut der Universität Marburg/Lahn leistungsfähiger gestaltet wurde, ermutigten uns zu Eingriffen an Kranken mit Herzfehlern (Borst 1978, S. 7).«

Zwischenzeitlich hatte Bücherl in Göttingen ebenfalls mit der Entwicklung einer »künstlichen Herz-Lungen-Apparatur« begonnen und habilitierte sich sogar mit diesem Thema. Im Oktober 1957 führte er dann zwei Herzoperationen (Fallot'sche Tetralogie) mithilfe seiner Herz-Lungen-Maschine durch, beide Patienten verstarben aber einige Tage nach dem erfolgreichen Eingriff (Bock 2003).

Zenker setzte nach erfolgversprechenden experimentellen Arbeiten mit Bubbleoxygenatoren schließlich auf das Gitterprinzip und führte am 19. Februar 1958 die erste erfolgreiche Herzoperation mit einer im Eigenbau entstandenen Herz-Lungen-Maschine in Deutschland durch. Operiert wurde die 29-jährige Johanna Kilian, bei der in der Medizinischen Universitätsklinik Marburg/Lahn ein Vorhofseptumdefekt mit Pulmonalstenose präoperativ diagnostiziert wurde. Intraoperativ fand sich jedoch ausschließlich ein Vorhofseptumdefekt, der mit einer fortlaufenden Naht während einer 22-minütigen EKZ verschlossen wurde. Mit einem erweiterten, wiederum im Eigenbau entstandenen Typ wurden dann nach seinem Ruf auf den Münchner Lehrstuhl für Chirurgie die Operationen an der Klinik in der Nussbaumstraße fortgesetzt. Für die Herzchirurgie erhielt er schließlich einen an der Münchener Schillerstraße gelegenen Neubau, wo auch eine der ersten Intensivstationen Deutschlands errichtet wurde. Aus Klinners 1989 gehaltenen Abschiedsvorlesung »Meilensteine der Herzchirurgie« werden im Rückblick die anfänglichen Probleme mit der Herz-Lungen-Maschine eindrücklich verdeutlicht:

» Wie primitiv aber im Grunde genommen die damaligen Verhältnisse waren, geht daraus hervor, dass die aus Einzelteilen zusammenzusetzenden Oxygenatoren zur Sterilisation über Nacht in Formalin eingelegt werden mussten. Der diensthabende Arzt hatte dann am frühen Morgen das zweifelhafte Vergnügen, die einzelnen Bestandteile herauszunehmen. Jede Veränderung der Herz-Lungen-Maschine musste sozusagen in Eigeninitiative betrieben werden (Klinner 1990, S. 254 f.). «

Nach diesem Erfolg folgten im Oktober 1958 Linder (Berlin), 1959 Derra (Düsseldorf), Zukschwerdt (Hamburg) und Hegemann (Erlangen) mit der Anwendung der Herz-Lungen-Maschine. In Düsseldorf begann die Ära der offenen Herzchirurgie mit der Akqisition eines »Mayo-Gibbon-Pumpoxygenators« und mithilfe eines amerikanischen Teams. Es war die erste Herz-Lungen-Maschine dieser Art in Europa und die dritte weltweit (◼ Abb. 1.3). 1960 starteten Koncz (Göttingen), Gütgemann (Bonn), Schlosser (Freiburg), Voss-schulte und Senning (Gießen) sowie die Kliniken in Frankfurt und Köln (Bircks 2002).

Ein großes Problem blieb zunächst der hohe Bedarf an Blutkonserven zum Füllen der Herz-Lungen-Maschine (Priming). Erst 1961 wurde durch Zuhdi et al. ein Priming ohne Blutprodukte möglich (Zuhdi et al. 1961).

1.2 Entwicklung der EKZ in der ehemaligen DDR

Die Entwicklung einer EKZ begann in der ehemaligen DDR ebenfalls im Jahre 1951 mit dem Ziel, eine Herz-Lungen-Maschine für den totalen Ersatz von Herz und Lunge zu bauen (Guendel 2003). Bei den ersten Tierversuchen wurde der linke Ventrikel durch eine Membranpumpe ersetzt, die durch Druckluft und Sog gesteuert wurde (Schebitz et al. 1954). Die Steuereinheit war mit 4 Blutpumpen ausgestattet, die paarweise gesteuert wurden, sodass auch eine biventrikuläre Unterstützung möglich war. Darüber hinaus verfügte sie über eine Temperaturmessung, ein Kardiotachoskop und ein Kardiotacho-meter. Die weiteren Bemühungen konzentrierten sich auf Entwicklung einer künstlichen Lunge und führten zur Konstruktion eines Filmoxygenators. Die-ser bestand aus einem Glaszylinder, in dem mehrere ineinander angeordnete Zylinder aus Perlongewebe so aufgehängt waren, dass das venöse Blut von oben nach unten lief, dabei CO_2 abgab und O_2 aufnahm. Je nach erforderlicher Kapazität konnten bis zu 5 derartige Zylinder ineinander angeordnet Verwen-dung finden (Guendel 1979). Bereits 1957 wurde der Filmoxygenator gegen einen Bubbleoxygenator ausgetauscht, ein klinischer Einsatz der Herz-Lun-gen-Maschine erfolgte jedoch nicht (◨ Abb. 1.4).

Durch eine Übernahme der Forschungseinrichtung durch von Ardenne 1959 sollte die Herz-Lungen-Maschine zunächst in der Krebstherapie Ver-wendung finden. Die Idee von Ardennes bestand darin, eine Zweikreis-Herz-Lungen-Maschine einzusetzen. Mit dem 1. Kreis sollte der Patient in eine tiefe Hypothermie versetzt werden, und mit dem 2. Kreis das Blut gegen eine Blutersatzlösung ausgetauscht werden. Nach erfolgter Krebstherapie sollte der Vorgang dann wieder umgekehrt werden. Die erste Maschine entstand 1960 aus Membranpumpen und Bubbleoxygenatoren, die zweite Maschine 1962 wurde mit Rollerpumpen und Scheibenoxygenatoren ausgerüstet (von Ar-denne 1963).

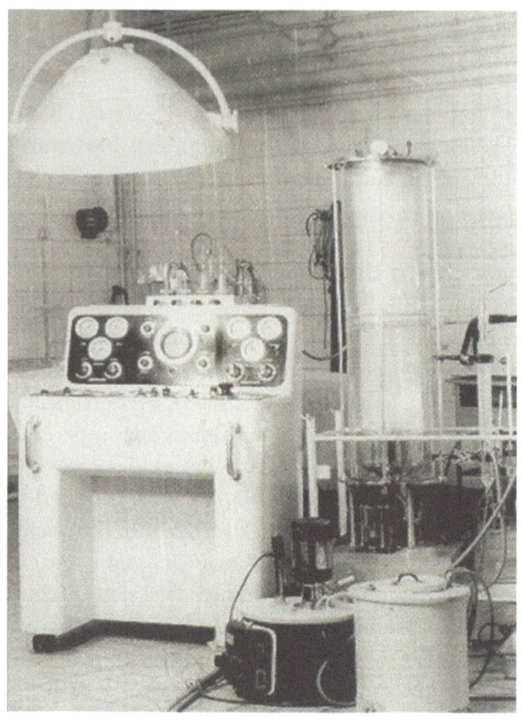

Abb. 1.4 Künstliches Herz nach Gündel u. Kohler mit einem Filmoxygenator von 1955. (Aus Gündel 2003)

In den Jahren 1962–1963 wandte man sich wieder dem Ziel der offenen Herzchirurgie zu. Es wurde die Herz-Lungen-Maschine Modell »Charite« entwickelt, die aus 2 stufenlos regelbaren Rollerpumpen und wahlweise Scheiben- oder Bubbleoxygenatoren bestand (**Abb. 1.5**).

Im Jahr 1968 wurde vom Ministerium für Gesundheitswesen der damaligen DDR der Auftrag eine für alle herzchirurgischen Zentren der DDR (Bad Berka, Berlin, Halle, Leipzig und Rostock) verbindliche Herz-Lungen-Maschine zu entwickeln. Das so entstandene Modell »HLM 70« war nach dem Baukastenprinzip konzipiert. Die Regelung der Drehzahl der Rollerpumpen,

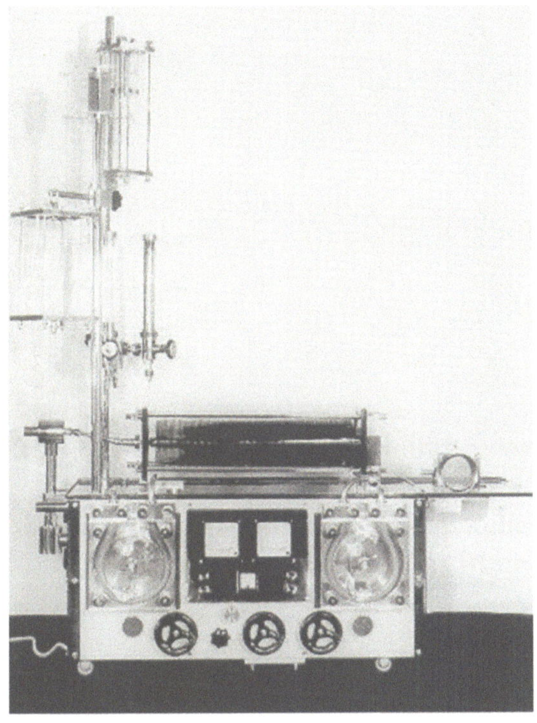

Abb. 1.5 Herz-Lungen-Maschine Modell »Charité« von 1965. (Aus Gündel 2003)

d. h. der Förderleistung, erfolgte elektronisch. Für den Gasaustausch kamen Bubbleoxygenatoren zur Anwendung. Da die Operationen mit der Herz-Lungen-Maschine am offenen Herzen vorwiegend in Hypothermie durchgeführt wurden, waren alle Geräte auch mit einem Metall-Ringspalt-Wärmetauscher ausgerüstet.

Der erste klinische Einsatz selbst entwickelter Herz-Lungen-Maschinen erfolgte 1962 in Leipzig (Herbst) und Halle (Schober). Erste Eingriffe wurden 1962 ebenfalls an der Charite (Scherfling u. Warnke) durchgeführt, 1967 folgen Rostock (Huth) und 1968 Bad Berka (Hasche).

Physiologie der EKZ

Eine EKZ wird zur Aufrechterhaltung der Herz-Kreislauf-Funktion im Rahmen von Herzoperationen und bei kardialem und pulmonalem Versagen eingesetzt. Sie hat dem zufolge einen erheblichen Einfluss auf die Hämodynamik und auf den Gasaustausch. Die Optimierung der Hämodynamik erfolgt durch eine Adjustierung des Pumpenflusses, während der Gasaustausch über den Oxygenator geregelt wird. Der Blutfluss über die künstlichen Oberflächen erfordert eine Antikoagulation und schadet auf Dauer der Endorganfunktion. Ein längerer Herzstillstand ist nur unter Verwendung kardioplegischer Lösungen möglich.

2.1   Hämodynamik

Wichtigstes Ziel der Kreislaufunterstützung ist ein Aufrechterhalten oder eine Wiederherstellung einer physiologischen Durchblutung des Körpers. Da das Herz-Zeit-Volumen (HZV) von der Statur des Patienten abhängig ist, erfolgt die Normierung des notwendigen Pumpenflusses über die Körperoberfläche (◘ Tab. 2.1).

Angestrebt wird normalerweise ein Pumpvolumen von 2,4 l/min/m^2. (Bei einer miniaturisierten Herz-Lungen-Maschine kann aufgrund der geringeren Hämodilution ein geringerer Pumpfluss verwendet werden.) Die Einstellung des mittleren arteriellen Drucks erfolgt durch Adjustierung des Pumpflusses und des peripheren Gefäßwiderstands (SVR). Unter normalen Perfusionsbedingungen soll die zentralvenöse Sättigung (SvO$_2$) >65% liegen und der Laktatspiegel normal sein. Eine fallende SvO$_2$ unter der EKZ weist auf eine zirkulatorische Insuffizienz hin.

Aufgrund der zerebralen Autoregulation, welche die Durchblutung des Gehirns bei einem arteriellen Blutdruck von 50–150 mmHg weitgehend konstant hält, und der Senkung des Hirnstoffwechsels um bis zu 40% unter Nar-

◘ **Tab. 2.1** Normierung des notwendigen Pumpenflusses über die Körperoberfläche

Zielfluss	Normothermie	2,2–2,6 l/min/m^2
	Leichte Hypothermie (32–35ºC)	2,0 l/min/m^2
	Moderate Hypothermie (26–31ºC)	1,5 l/min/m^2

kose ist bei Normothermie oder leichter Hypothermie ein Perfusionsdruck von 40-60 mmHg ausreichend. Bei älteren Hypertonikern und bei Patienten mit erheblichen Carotisstenosen ist man allerdings geneigt, den Perfusionsdruck höher zu halten, um zerebralen ischämischen Komplikationen besser vorzubeugen.

Im Oxygenator der Herz-Lungen-Maschine ist in der Regel ein Wärmeaustauscher integriert, über den mittels Hypo-/Hyperthermiegerät ein Abkühlen und Wiedererwärmen des Patienten möglich ist. Zwischen 22°C und 37°C bleibt die zerebrale Durchblutung wiederum aufgrund der Autoregulation weitgehend konstant, unter 22°C fällt sie bis auf 15% ab. Daher kann die Flussrate der Herz-Lungen-Maschine ab einer Temperatur von 28°C auf etwa 1,5 l/min/m^2 und bei noch tieferen Temperaturen noch weiter gesenkt werden.

Welchen Nutzen oder Schaden eine generelle Hyperperfusion mit sich bringt, ist bislang unklar. Bei vasoplegen oder septischen Patienten, die normalerweise ein hohes HZV und eine hohe gemischt venöse Sättigung durch Shunts aufweisen, ist es (vermutlich) vorteilhaft, ein möglichst hohes Pumpenvolumen anzubieten. Bisher wurden bei Kunstherzimplantationen bei Patienten mit schwerem Schock hohe Pumpenflüsse mit Erfolg angewandt, allerdings wurde dies nicht unter Studienbedingungen untersucht.

2.1.1 Pulsatilität

Seit Jahren wird die Bedeutung der Pulsatilität während extrakorporaler Unterstützung untersucht. Hierbei wird zumeist fälschlicherweise vorausgesetzt, dass eine Rollerpumpe nur ein schwaches pulsatiles Druckprofil erzeugt. Tatsächlich entsteht durch die Rollerpumpe eine hohe Pulsatilität mit großer Pulshärte (dp/dt, Druckanstieg pro Zeit), welcher aber durch das lange und dünne Kanülen-Schlauchsystem sowie durch die Windkesselfunktion der Aorta stark gedämpft wird. In der Praxis kann eine Pulsatilität am einfachsten über eine Variation der Drehzahl erreicht werden, auch bei der a priori non-pulsatilen Zentrifugalpumpe. Allerdings erreicht ein Großteil des Druckpulses die Aorta nicht, da die Compliance des Oxygenators den Druckpuls absorbiert.

Wichtige Erkenntnisse zur physiologischen Bedeutung der Pulsatilität wurden mit der Einführung der Axial- und Zentrifugalpumpen in der VAD-Technologie gewonnen. Vereinfacht zusammengefasst scheint hier die Pulsatilität bedeutungslos zu sein, solange das Pumpen-HZV normal oder höher ist (>100 ml/kg/min). Gleiches gilt für den zu niedrigen Fluss (<40 ml/kg/min) mit inadäquater O_2-Zufuhr, anaerobem Metabolismus und Azidose. Nur im niedrigen aber noch nicht kritischen Bereich konnten Vorteile für die pulsatile Perfusion nachgewiesen werden (Bartlett 2005). Die Ursache dafür liegt in einer stärkeren Stimulation der Aorten- und Carotis-Sinus-Druckrezeptoren durch den non-pulsatilen Fluss, der eine schlechtere Mikrozirkulation durch eine vermehrte endogene Katecholaminfreisetzung zur Folge hat. Da bei einer EKZ stets ein normales O_2-Angebot vorliegt, spielt dies in praxi aber keine Rolle, d. h. der non-pulsatile Fluss schadet nicht.

2.2   Gasaustausch

2.2.1   Sauerstoffverbrauch

Der Sauerstoffverbrauch (VO_2) des Menschen ist ein globales Maß für die kardiopulmonale Funktion und den O_2-Transport. Er liegt bei Erwachsenen bei 3–5 ml/kg/min und hängt in erster Linie vom Metabolismus des Gewebes ab. Der VO_2 entspricht in Ruhe dem Grundumsatz und steigt bei körperlicher Aktivität proportional (bis zu 10-fach) an. Bei Fieber und bei Katecholamingabe nimmt er jedoch meist nur um etwa 50–60% zu. Zwischen VO_2 und Herzfrequenz besteht beim Gesunden eine lineare Beziehung (Marschall et al. 2006). Unabhängig von der Lungenfunktion wird genau so viel Sauerstoff über die Lunge aufgenommen, wie dem Verbrauch entspricht. Aus diesem Grund kann der VO_2 respiratorisch bestimmt werden. Da der arterielle O_2-Gehalt unabhängig vom Alter und der Größe ist, wird der unterschiedliche O_2-Bedarf über das Herzzeitvolumen (HZV) gesteuert und kann auch aus dem Produkt zwischen der arteriovenösen O_2-Differenz des Blutes und dem Herzzeitvolumen (nach Fick) errechnet werden.

$$VO_2 = (C_aO_2 - CvO_2) \times HZV \times 10 \quad -\text{Normalwert: } 200\text{–}250 \text{ ml/min}$$

(Der Faktor 10 dient der Umrechnung von $mlO_2/100ml$ auf $mlO_2/1000ml$ Blut.)

Der arterielle O_2-Gehalt (C_aO_2) bestimmt die Sauerstoffmenge, die an Hämoglobin gebunden und im Plasma gelöst ist, und kann anhand der folgenden Formel berechnet werden:

$$C_aO_2 = (Hb \times 1{,}39 \times S_aO_2) + (P_aO_2 \times 0{,}003)$$

–Normalwert: 20,4 ml O_2/100 ml Blut

Hintergrundinformation

S_aO_2 = arterielle Sauerstoffsättigung, 1,39 = Hüfner-Zahl (1 g Hb kann theoretisch 1,39 ml O_2 binden. Da Hämoglobin physiologisch in geringen Mengen auch als Methämoglobin oder CO-Hämoglobin vorliegt, die keinen Sauerstoff binden können, wird in vivo nur ein Wert von 1,34 ml O_2/g Hb erreicht)

P_aO_2 = arterieller Sauerstoffpartialdruck, 0,003 = Bunsen-Löslichkeitskoeffizient (0,003 ml O_2 gehen pro mmHg pO_2 in 100 ml Blut auf Meereshöhe in Lösung)

Der zentralvenöse O_2-Gehalt lässt sich in analoger Weise bestimmen:

$$C_vO_2 = (Hb \times 1{,}39 \times S_vO_2) + (P_vO_2 \times 0{,}003)$$

–Normalwert: 15,7 ml O_2/100 ml Blut

Die arteriovenöse Differenz (AVDO$_2$; Normalwert: 4–6 ml O_2/100 ml Blut) ergibt ein Maß für die Gewebeperfusion. Eine hohe Differenz (>6 Vol%) findet sich bei der körperlicher Aktivität und kardiovaskulären Dekompensation, eine niedrige Differenz bei einer Hypothermie und bei einer Sepsis.

Das systemische O_2-Angebot (DO$_2$) ist etwa 4-fach so hoch wie der Verbrauch (VO$_2$) und berechnet sich aus dem arteriellen O_2-Gehalt und dem Herzzeitvolumen und ist somit abhängig vom Hämoglobingehalt (Hb) und dessen Sättigung sowie vom O_2-Partialdruck. Entsprechend beschreibt die O_2-Extraktion die Menge an O_2, die tatsächlich am O_2-Austausch mit dem Gewebe teilnimmt, der Normalwert liegt bei 26±2% Dieser Wert berechnet sich aus folgender Formel:

$$O_2ER = \frac{VO_2}{DO_2} \times 100.$$ Die DO$_2$ ist unabhängig von der Größe der Patienten.

$$DO_2 = C_aO_2 \times HZV \times 10$$ –Normalwert: 800–1000 ml/min

(Der Faktor 10 dient der Umrechnung von ml O_2/100 ml auf ml O_2/1000 ml Blut)

Wenn das O_2-Angebot (DO$_2$) abnimmt, bleibt der Verbrauch (VO$_2$) zunächst normal, d. h. es wird mehr O_2 in der Peripherie entnommen und die zentralvenöse O_2-Sättigung sinkt. Erst wenn die DO$_2$ nur noch doppelt so groß ist wie der O_2-Bedarf kommt es zur O_2-Schuld und zum anaeroben Metabolismus. Eine

1:1-Verwendung des angebotenen O_2 ist nicht möglich, da einige Gewebe mit niedrigem O_2-Verbrauch (Haut, Sehnen, Fett) relativ überversorgt werden.

In der Klinik wird das O_2-Angebot (DO_2) selten bestimmt, vielmehr erfolgt die Beurteilung der Oxygenierung anhand des pO_2 und der O_2-Sättigung. Bei kritisch kranken Patienten kann dies jedoch problematisch sein, da z. B. bei normalem Hb und einem pO_2 von 40 mmHg mehr O_2 zur Verfügung stehen kann als bei einem anämischen Patienten mit einem pO_2 von 100 mmHg. Interessanterweise bestehen im Organismus Regulationsmechanismen, die darauf zielen, das DO_2 stets zu normalisieren. So steigt das HZV im Falle einer Anämie oder einer Hypoxie an bis wieder Normalwerte erreicht sind. Bei chronischer Hypoxämie kommt es zudem zu einer Zunahme der Erythrozytenzahl. Aus diesem Grunde sollten beatmete, hypoxische, anämische, hypermetabolische Patienten eher Erythrozyten erhalten anstatt den FiO_2 (inspiratorische O_2-Konzentration, gibt den prozentualen Anteil von Sauerstoff an) zu erhöhen.

Die CO_2-Abgabe (VCO_2) entspricht annähernd dem O_2-Verbrauch. Jedoch zeigt die VCO_2 keinen streng linearen Verlauf mit ansteigender Belastung. Ab etwa 70% der maximalen VO_2 nimmt der VCO_2 exponentiell zu, eine nicht kompensierte metabolische Azidose tritt auf.

Der Quotient zwischen CO_2-Produktion und O_2-Verbrauch wird respiratorischer Quotient (RQ) genannt $\left(RQ = \dfrac{VCO_2}{VO_2} \right)$.

Der RQ ist abhängig von der Ernährung und liegt in Mitteleuropa durchschnittlich bei 0,82.

Der pCO_2 liegt im arteriellen Blut bei 40 mmHg und wird autoregulatorisch konstant gehalten. Eine metabolisch vermehrte CO_2-Produktion wird durch eine vermehrte Abatmung ausgeglichen. Somit ist die CO_2-Elimination nicht vom Hb oder HZV, sondern von der Atmung abhängig. Da die CO_2-Abgabe über die Lunge wesentlich effektiver als die Oxygenierung ist, bleibt sie auch bei schwerer pulmonaler Dysfunktion lang erhalten.

2.2.2 Gastausch an der EKZ

Bei der EKZ erfolgt der Gasaustausch außer über die Lunge auch über einen Oxygenator, dies bis zu 100% während der Aortenabklemmzeit. Für den Sauerstofftransfer durch den Oxygenator, insbesondere bei abgeklemmter Aorta,

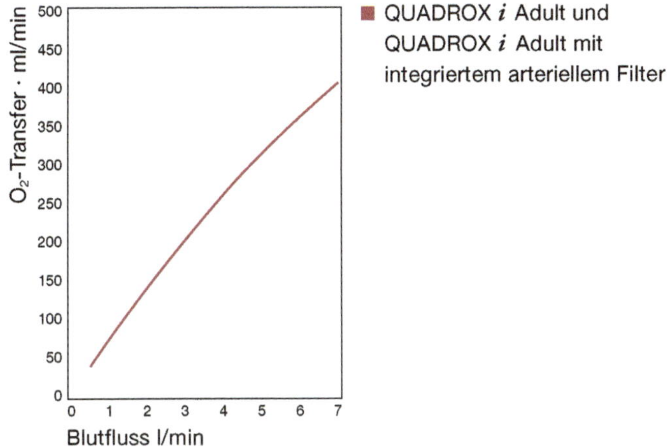

Abb. 2.1 O$_2$-Transfer in Abhängigkeit vom Blutfluss (Quadrox i). (Mit freundlicher Genehmigung der Fa. Maquet)

spielt das Pumpenvolumen eine wichtige Rolle. Der O$_2$-Transfer nimmt nahezu linear mit dem Pumpfluss, d. h. dem Fluss durch den Oxygenator, zu (■ Abb. 2.1). Weitere entscheidende Einflussgrößen liegen in den Eigenschaften des Oxygenators. Die verfügbaren Oxygenatoren haben je nach Konstruktion unterschiedliche Innenwiderstände und Oxygenierungsleistungen. Als »rated flow« des Oxygenators bezeichnet man die Oxygenierungskapazität, d. h. den Fluss, bei dem venöses Blut (S$_v$O$_2$=75%) mit einem Hb von 12 mg/dl noch voll oxygeniert (S$_a$O$_2$=95%) werden kann. Maximalwerte der »rated flows« liegen für die meisten Oxygenatoren bei etwa 7 l/min. Solange der Fluss der EKZ unter diesem Limit liegt, wird also alles Blut voll gesättigt und der O$_2$-Gehalt durch den Blutfluss und die O$_2$-Aufnahmekapazität bestimmt. Die O$_2$-Aufnahme errechnet sich aus dem Hb-Gehalt und dem Sättigungsgrad (► oben). Als »Sweep Gas« bezeichnet man die zugeführte Gasmenge, die entweder als O$_2$-CO$_2$-Mischgas (Herz-Lungen-Maschine) oder aus 100% O$_2$ (extrakorporale Membranoxygenierung, ECMO) besteht. Bei ausschließlicher CO$_2$-Elimination kann der Gasfluss bis auf das 10-Fache gesteigert werden (Gas:Blut = 10:1).

Wenn das Blut zu 100% gesättigt wird, entspricht die Aufnahmekapazität der AVDO$_2$ (arteriovenöse Differenz des O$_2$-Gehalts). Bei niedrigem Hämoglobingehalt und hoher venöser Sättigung ist die Aufnahmekapazität erniedrigt. Durch eine Erhöhung des Blutflusses, d. h. des Pumpenflusses, kann dem entgegengewirkt werden. Bei niedrigen Flüssen kann nur durch eine Erhöhung der Aufnahmekapazität mehr O_2 zur Verfügung gestellt werden.

Bei der venoarteriellen Perfusion ist das arteriell reinfundierte Blut zu 100% gesättigt, der pO_2 kann bis auf 500 mmHg gesteigert werden (üblich sind aber nur 150–200 mmHg). Wenn die Lungenfunktion komplett ausfallen würde, wäre das linksventrikuläre Blut identisch mit dem rechtsatrialen Blut, wodurch eine Sättigung von 75% und ein pO_2 von 35 mmHg resultieren würden. Im Körper vermischt sich dann das gut oxygenierte Perfusat und mit dem schlecht oxygeniertem Blut aus der Lunge. Unter den o. g. Annahmen entstünde bei einer 50%igen Perfusion durch die EKZ ein O_2-Gehalt von etwa 18 ml/100 ml Blut mit einer Sättigung von 90% und einem pO_2 von 55 mmHg (Bartlett 2005).

Bei der venovenösen Perfusion, die nur im Rahmen einer ECMO erfolgt, wären der P_aO_2 und die arterielle Sättigung bei (hypothetisch) komplettem Ausfall der Lunge identisch mit der zentralvenösen Sättigung. Da die arterielle Sättigung bei der vv-ECMO nicht höher als auf 95% zu steigern wäre und typischerweise noch deutlich niedriger läge, fände sich bei einem vollständigen Ausfall der Lunge ein P_aO_2 von nur etwa 40 mmHg, die Patienten wären zyanotisch und hypoxisch (Bartlett 2005). Normalerweise ist das HZV jedoch kompensatorisch erhöht und damit die systemische O_2-Versorgung ausreichend. Eine Besserung der Lungenfunktion erhöht die arterielle Oxygenierung, sodass die Verbesserung/Erholung der nativen Lungenfunktion an der unterschiedlichen Sättigung zwischen arteriellem und venösem Blut zu sehen ist.

Wie in der nativen Lunge ist auch im Oxygenator die CO_2-Abgabe wesentlich effektiver als die O_2-Aufnahme. Die CO_2-Elimination an der EKZ ist (analog der nativen Lunge) in erster Linie von den Eigenschaften des Oxygenators und weniger vom durchgeleiteten Pumpenfluss abhängig. Eine Erhöhung der Membranoberfläche oder eine Steigerung des Gasflusses verbessert die CO_2-Abgabe, nicht jedoch die O_2-Aufnahme (◘ Abb. 2.2).

Bei der arteriovenösen ECMO und bei der venovenösen ECMO können die pCO_2-Levels durch eine entsprechende Wahl der Membranoberfläche und des Gasflusses (im Gegensatz zum pO_2) auf jeden beliebigen Wert adjustiert werden. Da der Oxygenator in der Praxis zumeist überdimensioniert ist, können eine zu hohe CO_2-Abgabe und eine respiratorische Alkalose entstehen, sofern der Gasfluss nicht reduziert wird. Eine Überdimensionierung des

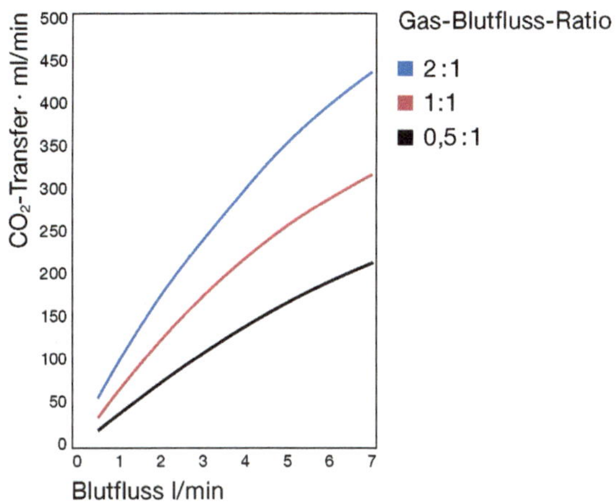

◘ Abb. 2.2 CO$_2$-Transfer in Abhängigkeit vom Gasfluss (Quadrox i). (Mit freundlicher Genehmigung der Fa. Maquet)

Membranoxygenators kann jedoch durchaus sinnvoll sein, da es im Langzeitverlauf zu einer Reduktion der Gasaustauschfläche kommt.

2.2.3 pH-Management

Durch den Gasaustausch über den Oxygenator erlaubt die EKZ nicht nur eine ausreichende Oxygenierung des Gewebes und einen Entzug des anfallenden CO_2, sondern hat auch einen wesentlichen Einfluss auf den Säure-Basen-Haushalt und den pH-Wert des Blutes. Da Veränderungen des Säure-Basen-Haushalts und des pH-Werts weitreichende Folgen in der Kreislaufphysiologie haben, sind eine engmaschige Überwachung bzw. ein adäquates Management von elementarer Bedeutung.

Für das pH- und pCO_2-Management gibt es zwei Möglichkeiten: Bei tieferer Körpertemperatur fällt der pCO_2 ab und der pH-Wert steigt an, und zwar um 0,017/°C, d. h. bei 25°C liegt der pH-Wert bei 7,6. Bei der **α-stat-Methode** werden diese Veränderungen nicht ausgeglichen bzw. auf die aktuelle Bluttemperatur korrigiert (»scheinbare Alkalose«), während dies bei der **pH-stat-Methode** durch vermehrte CO_2-Gabe der Fall ist (»relative Azidose«). Bei der α-stat-Methode korreliert der zerebrale Blutfluss mit dem zerebralen O_2-Verbrauch während der Hypothermie, die zerebrale Autoregulation bleibt intakt. Sie entspricht dem Regulationstyp poikilothermer Tiere (Kaltblüter) und ist dadurch charakterisiert, dass der Ionisationsgrad (α) wichtiger Enzyme erhalten bleibt. Sie erscheint somit physiologischer und wird überwiegend praktiziert. Der Vorteil der pH-stat-Methode, die der Regulation bei Winterschläfern entspricht, liegt in der besseren zerebralen Durchblutung aufgrund der CO_2-vermittelten Vasodilatation. Sie wird teilweise in der Kinderherzchirurgie bevorzugt.

2.3   Hämostase

Die Verwendung einer EKZ führt nicht nur zu einer Veränderung der Hämodynamik und des Gasaustausches, sondern beeinflusst den Organismus in vielfältiger Weise, insbesondere durch den Kontakt des Blutes mit künstlichen Oberflächen und den damit verbundenen unphysiologischen Belastungen. Als Folge der EKZ werden multiple pathophysiologische Mechanismen aktiviert, die sich auf die Gerinnung, das Immunsystem, den Hormonhaushalt und die Endorganfunktion auswirken. Im Zusammenspiel der EKZ mit dem operativen Trauma, der Narkose und der bestehenden Komorbidität entwickelt sich zudem eine mehr oder weniger ausgeprägte generalisierte abakterielle Entzündungsreaktion, ein sog. SIRS (»systemic inflammatory response syndrome«), das die pathophysiologischen Konsequenzen der extrakorporalen Perfusion weiter aggraviert.

2.3.1   Antikoagulation

Intaktes Gefäßendothel weist aktive und passive antithrombotische Eigenschaften auf, wie z. B. die Freisetzung von Prostazyklin und endothelrelaxierendem Faktor, die die Plättchenaggregation hemmen. Darüber hinaus aktiviert es das physiologische Antikoagulans Protein C und inaktiviert Thrombin.

Die künstlichen Oberflächen im Oxygenator, im Reservoir, in der Pumpe und im Schlauchsystem (PVC, Polyurethan, Silikon) haben keine Endothelauskleidung und sind daher thrombogen. Sie führen unmittelbar zu einer Thrombozytenadhäsion und nachfolgend zu einer Thrombenbildung. Es folgt eine Aktivierung des Gerinnungssystems, des Kinin-Kallikrein-Systems, des fibrinolytischen Systems und des Komplement-Systems. Die intrinsische Gerinnungskaskade wird hierbei über den Faktor XII-High-molecular-weight-kininogen-prekallikrein-Komplex initiiert, während die extrinsische Kaskade durch intraoperativ freigesetzte Gewebephospholipide aktiviert wird. Die mediane Sternotomie führt zudem zur Freisetzung von Gewebethromboplastin, das ebenfalls Thrombozyten aktiviert. Die Hämodilution im Rahmen der EKZ vermindert die Konzentration der Gerinnungsfaktoren, Thrombozyten und der physiologischen Antikoagulatien Protein C und S, sowie von Antithrombin III.

Aufgrund der Aktivierung der Gerinnungssysteme durch den chirurgischen Eingriff und die Verwendung der Herz-Lungen-Maschine ist eine strikte Antikoagulation erforderlich. Normalerweise erfolgt sie mit Heparin mit 300–400 IE/kg entsprechend einer Vollheparinisierung. Intraoperativ wird die Antikoagulation durch die ACT (»activated clotting time«) gesteuert, wobei 350–450 s als ausreichend angesehen werden. Bei Heparin-beschichteten miniaturisierten EKZ-Systemen erscheint eine ACT>250 s ausreichend. Nach Beendigung der EKZ erfolgt eine 1:1-Antagonisierung des Heparins mit Protamin, die ACT normalisiert sich auf Werte von ca. 120 s.

2.3.2 Heparin

Heparin wurde 1916 an der Johns-Hopkins-Universität in Baltimore entdeckt, aber erst in den 1930er-Jahren klinisch eingesetzt (McLean 1916). Im Jahr 1939 wurde erkannt, dass ein Plasmafaktor für die antikoagulatorische Heparinwirkung notwendig ist, identifiziert wurde dieser später als Antithrombin III bezeichnete Faktor aber erst in den 1970er- Jahren (Brinkhous 1939).

Das Standardheparin (unfraktioniertes Heparin, UFH, Kettenlänge ≥18) ist eine Mischung aus Polysacchariden (negativ geladene sulfatierte Glukosaminoglykane) und wird überwiegend aus Dünndarmmukosa vom Schwein oder aus Rinderlungen gewonnen. Niedermolekulare, fraktionierte Heparine (NMH, Kettenlänge 5–17) weisen kürzere Ketten auf und unterscheiden sich in der Hemmung der verschiedenen Gerinnungsfaktoren (◻ Abb. 2.3).

Beide Heparinarten binden an Antithrombine (AT), in erster Linie AT III, wodurch ein sog. Sofortkomplex entsteht, der die Wirkung von AT III 1000-fach beschleunigt. UFH wirkt schneller als NMH, da es neben dem Prothrom-

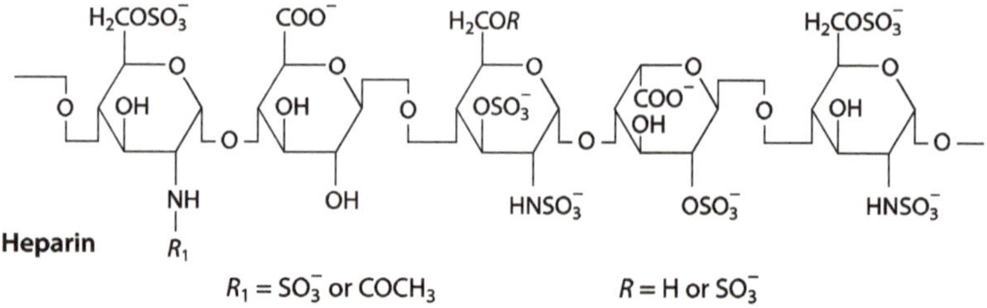

Abb. 2.3 Struktur des Heparins

binasekomplex (bestehend aus aktiviertem Faktor X, aktiviertem Faktor V, Ca-Ionen und Phospholipiden) auch Thrombin inaktiviert, während NMH vornehmlich nur den Prothrombinasekomplex hemmt. Weitere Wirkungsmechanismen liegen in der Inaktivierung der Faktoren IX, XI, XII und Kallikrein sowie in der Bindung von Ca-Ionen, deren Verminderung gerinnungshemmend wirkt. Aufgrund der unterschiedlichen Wirksamkeiten wird die Heparindosis nicht in »mg«, sondern in »IE« (Internationale Einheiten) angegeben. (Eine Einheit verhindert die Gerinnung von 1 ml citrathaltigen Plasmas nach Zugabe von CaCl$_2$ bei 37°C über eine Stunde.) AT III wird aufgrund seiner Bedeutung ab Werten <50% des Solls ersetzt.

Anzumerken ist, dass die Thrombinbildung während der EKZ trotz hoher Heparindosen nicht vollständig gehemmt wird. In der klinischen Anwendung bedeutet dies, dass sich trotz Heparinisierung Thromben bilden können.

Neben der antikoagulatorischen Wirkung besitzt Heparin noch zahlreiche andere Eigenschaften. Es verstärkt die Fibrinolyse durch Freisetzung von »tissue plasminogen activator« (tPA) und wirkt antiinflammatorisch, indem es die Granulozytenmigration ins Gewebe vermindert.

2.3.3 HIT und Heparinanaloga

Unter einer Behandlung mit Heparin kann sich eine Thrombozytopenie entwickeln, wobei zwei Typen unterschieden werden:

- **Heparin-induzierte Thrombozytopenie Typ I** (HIT I): 2–4 Tage nach Beginn der Heparintherapie kommt es durch eine direkte Aktivierung der Thrombozyten zu einem leichten Abfall der Thrombozytenzahl, die sich ohne weitere therapeutischen Maßnahmen innerhalb weniger Tage wieder spontan normalisiert. Die genaue Inzidenz ist unklar. Sie wird in der Literatur mit 1–25% bei Gabe von unfraktioniertem Heparin angegeben, bei niedermolekularem Heparin ist eine HIT I seltener.

- **Heparin-induzierte Thrombozytopenie Typ II** (HIT II): Die HIT II ist noch seltener und tritt nach 4–14 Tagen auf. Durch eine Antikörperbildung gegen an Antithrombin gebundenes Heparin kommt es zu einem drastischen Abfall der Thrombozytenzahl. In 75% der Fälle ist der Heparin-Plättchenfaktor 4-(H-PF 4-)Komplex das ursächliche Antigen. Der Antikörper, zumeist ein IgG, erkennt den H-PF 4 und aktiviert die Thrombozyten über den Fc-Rezeptor, wodurch eine Thrombozytenaggregation entsteht. Trotz der Thrombozytopenie sind Blutungskomplikationen eher selten, während Thrombosen (»white clots«) in arteriellen und venösen Gefäßen in 50–75% der Fälle beschrieben sind (Greinacher et al. 2003). Die HIT II ist eine lebensbedrohliche Komplikation mit einer Sterblichkeit von über 20%.

Patienten mit einem HIT-II-Syndrom dürfen kein Heparin erhalten, d. h., Heparin muss bei einer HIT II sofort abgesetzt werden. Eine Antikoagulation kann nur mit Alternativmedikamenten erfolgen, wofür mehrere Substanzen zur Verfügung stehen:

Danaparoid (Orgaran) Danaparoid-Natrium besteht aus einer Mischung von niedermolekularen sulfatierten Glykosaminoglykanen (Heparansulfat 84%, Dermatansulfat 12%, Chondroitinsulfat 4%) mit nur geringer Aktivität gegen Antihrombin, jedoch ausgeprägter AT III-vermittelter Anti-FXa-Aktivität, die aus Schweinedarmmukosa gewonnen wird. Die Kreuzreaktivität mit HIT-II-Antikörpern ist gering. Die Steuerung der Antikoagulation ist nur über eine Bestimmung von Anti-Xa möglich, ein Antidot existiert nicht. Dadurch besteht bei einer Überdosierung ein erhebliches Blutungsrisiko. Die Bioverfügbarkeit beträgt nahezu 100%, die Halbwertszeit 17–24 h (steigt bei einer Niereninsuffizienz nur gering an) (◘ Abb. 2.4).

Lepirudin (Refludan) Lepirudin ist ein rekombinantes Hirudin (einsträngiges Polypeptid), das mithilfe gentechnisch veränderter Hefezellen hergestellt wird ([Leu1, Thr2]-63-desulfohirudin). Es bindet sich nichtkovalent und ohne die Hilfe von Kofaktoren an Thrombin und hemmt dessen prothrombotische Aktivität. Lepirudin ist somit ein selektiver und irreversibler Thrombininhibitor. Die Dosierung erfolgt im mittleren Bereich anhand der aktivierten

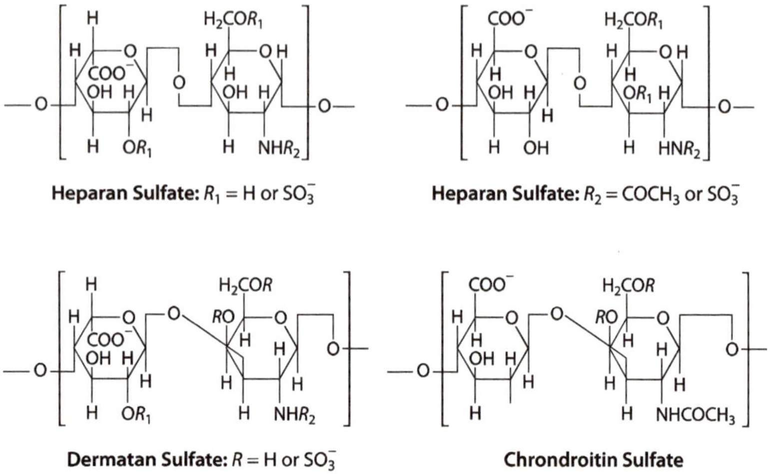

Heparan Sulfate: $R_1 = H$ or SO_3^-

Heparan Sulfate: $R_2 = COCH_3$ or SO_3^-

Dermatan Sulfate: $R = H$ or SO_3^-

Chrondroitin Sulfate

Abb. 2.4 Strukturen der Komponenten des Danapaorids

partiellen Thromboplastinzeit (aPTT). Bei einer hohen Dosierung mit einer aPTT>70 s, die z. B. bei einer EKZ notwendig ist, ist deren Aussagekraft eingeschränkt und eine Bestimmung der Ecarinzeit (Messung der Anti-IIa-Aktivität) besser (Greinacher et al. 2003). Lepirudin wird nur gering in der Leber metabolisiert und bis zu 2/3 unverändert wieder über die Niere ausgeschieden. Die Halbwertszeit liegt bei 1,3 h und ist bei einer Niereninsuffizienz erheblich verlängert (bis zu 48 h) (**Abb. 2.5**).

Agratroban (Argatra) Agratroban ist ein synthetischer direkter Thrombininhibitor (Arginin-Analogon), der nur bei HIT-II-Patienten zum Einsatz kommt. Die Dosierung erfolgt anhand der aPTT, die auf das 1,5- bis 3-Fache erhöht wird. Die Metabolisierung erfolgt weitgehend hepatisch und die Ausscheidung über den Stuhl, sodass ein Nierenversagen nicht problematisch ist. Da die Halbwertszeit nur etwa 50 min beträgt, ist Argatroban die am häufigsten verwandte Heparinalternative, auch in der ECMO-Therapie (**Abb. 2.6**).

Bivalirudin (Angiomax) Bivalirudin ist ein synthetischer bivalenter reversibler direkter Thrombininhibitor (Polypeptid aus 20 Aminosäuren), der auch schon vereinzelt für die EKZ bei HIT-Patienten verwendet wurde. Vorteilhaft

```
Leu-Thr-Tyr-Thr-Asp-Cys-Thr-Glu-Ser-Gly-Gln-Asn-Leu-Cys-Leu-
Cys-Glu-Gly-Ser-Asn-Val-Cys–Gly-Gln-Gly-Asn-Lys-Cys-Ile-Leu-
Gly-Ser-Asp-Gly-Glu-Lys-Asn-Gln-Cys-Val-Thr-Gly-Glu-Gly-Thr-
Pro-Lys-Pro-Gln-Ser-His-Asn-Asp-Gly-Asp-Phe-Glu-Glu-Ile-Pro-
Glu-Glu-Tyr-Leu-Gln
```

◘ Abb. 2.5 Struktur des Lepirudins

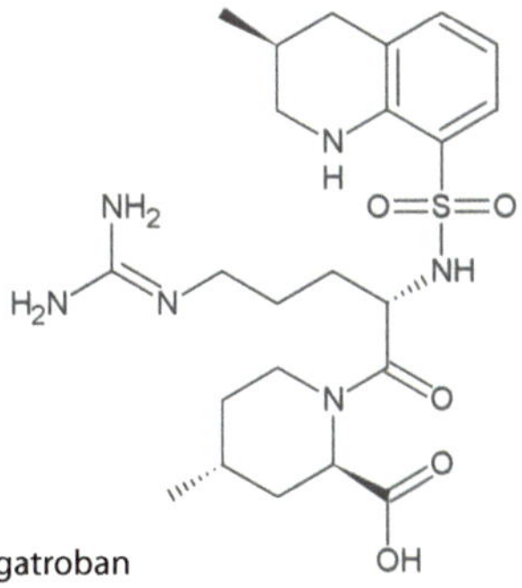

◘ Abb. 2.6 Struktur des Argatroban

ist eine kurze Halbwertszeit von nur 25–34 min, bedingt durch einen proteolytischen Abbau, der weitgehend unabhängig von der Leber- und Nierenfunktion (renale Ausscheidung nur 20%) ist. Darüber hinaus kann Bivalirudin über eine Dialyse eliminiert werden (Almond et al. 2006). Die Dosierung wird über die Messung der Ecarinzeit gesteuert, die bei etwa 400 s liegen soll (Huebler et al. 2006). Auch eine mehrwöchige Verwendung von Bivalirudin in der ECMO-Therapie ist beschrieben, hierbei wurde die Ecarinzeit auf 300–350 s gesenkt (Koster et al. 2007; ◘ Abb. 2.7).

Haben die Patienten lediglich eine HIT-II-Anamnese, aber aktuell keine Antikörper, kann die Operation mit Heparin durchgeführt und so das Blutungsrisiko gemindert werden. Da sich dadurch wieder erneut Antikörper bilden, muss aber unmittelbar postoperativ auf eine alternative Antikoagulation gewechselt werden. Angesichts der Blutungsrisiken unter der alternativen Antikoagulation wird in jüngster Zeit auch die Verwendung von Heparin zur EKZ trotz HIT II diskutiert.

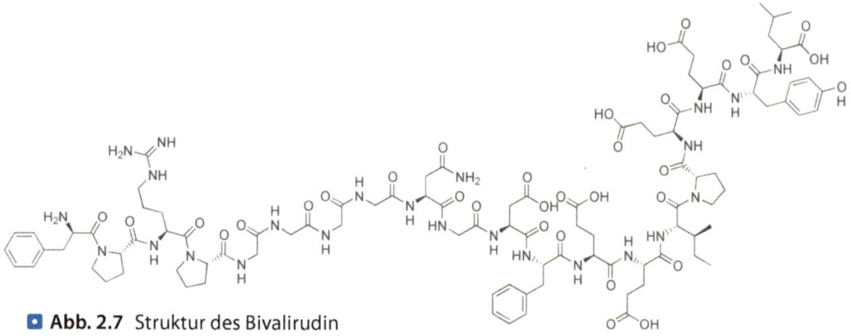

Abb. 2.7 Struktur des Bivalirudin

Bei sog. heparinisierten Systemen ist keine Vollheparinisierung notwendig. Allerdings muss hierbei auf einen Maschinensauger verzichtet werden, da das Blut sonst im Reservoir trotz Heparinisierung gerinnt. Das Heparin ist an der Innenfläche der blutleitenden Elemente, d. h. der Kanülen, Schläuche, Oxygenatoren und Filter, kovalent (z. B. mithilfe des Carmeda-Prinzips) gebunden und kann mehrere Monate wirksam bleiben, ohne dass eine systemische Antikoagulation eintritt. Fälle einer HIT-Entstehung sind nicht bekannt. Allerdings sind diese Systeme teurer und werden deshalb nicht routinemäßig eingesetzt.

2.3.4 Thrombozytenaggregationshemmer

Eine Medikation mit Thrombozytenaggregationshemmern ist ein fester Bestandteil der kardiologisch-interventionellen Therapie bei einer koronaren Herzerkrankung. Insbesondere der Langzeiterfolg nach perkutaner koronarer Stentplatzierung basiert wesentlich auf der kombinierten Gabe von Azetylsalizylsäurederivaten (z. B. Aspirin) und Thienopyridin-Derivaten (z. B. Clopidogrel). Diese Thrombozytenaggregationshemmer, ebenso wie eine Medikation mit GP-IIb/IIIa-Inhibitoren (z. B. Aggrastat), bedingen bei einem chirurgischen Eingriff ein höheres Blutungsrisiko. Auch wenn sich eine deutlich erhöhte Blutungsneigung nicht bei allen Patienten manifestiert, ist es vorteilhaft – sofern möglich – präoperativ abzuwarten, bis deren Wirkungen abgeklungen sind. Bei Azetylsalizylsäurepräparaten ist ein Absetzen 5–7 Tage vor Operation meist ausreichend, als Kontrollparameter dient eine Normalisierung der Blutungszeit. Bei Notfalleingriffen, z. B. aufgrund einer instabilen

Angina, wegen eines akuten Herzinfarkts oder bei PTCA-Zwischenfällen, ist ein Zuwarten nicht möglich. Mithilfe einer Gerinnungsubstitution lassen sich die Operationen jedoch zumeist trotzdem mit einem akzeptablen Blutungsrisiko durchführen.

Über die Problematik exzessiver Thrombozytosen existieren kaum verlässliche Angaben, jedoch sind erfolgreiche Herzoperationen mit Herz-Lungen-Maschine trotz exzessiver Thrombozytenzahlen beschrieben.

2.3.5 Oberflächenbeschichtung

Oberflächenbeschichtungen haben das Ziel, die Biokompatibilität des Fremdmaterials zu erhöhen, d. h. das Risiko der Thrombenbildung zu senken. Seit Jahren werden verschiedene Beschichtungsarten klinisch und experimentell getestet, in erster Linie Heparinbeschichtungen. Vor- und Nachteile hinsichtlich eines bestimmten Beschichtungsverfahrens sind bislang nicht evident. Wichtig erscheint eine komplette Beschichtung des gesamten extrakorporalen Kreislaufs (»tip-to-tip«), da nur sie letztendlich eine Teilheparinisierung erlaubt. Da viele Effekte der Perfusionsphysiologie erst bei langen Zirkulationszeiten wahrnehmbar werden, ist der Nutzen der Beschichtungssysteme im täglichen EKZ-Routineeinsatz noch sehr umstritten.

Bei der Heparinbeschichtung wird das Heparin kovalent an die Fremdoberfläche gebunden und soll die antithrombotische Wirkung des Heparansulfats am natürlichen Endothel imitieren. Die genauen Wirkmechanismen des gebundenen Heparins sind hierbei aber bis heute unklar, jedoch konnte eine Verringerung der Komplementaktivierung, der proinflammatorischen Zytokine und der Thrombozytenaktivierung umfassend belegt werden.

Polypeptidbeschichtungen werden über elektrostatische und Van-der-Waals-Kräfte an die Materialoberfläche gebunden. Dies führt zu einer Hydrophilisierung der Fremdoberfläche und damit zu einer beschleunigten Benetzung, die eine weitere Adhäsion von Plasmaproteinen vermindert (▫ Tab. 2.2).

Die Polymerbeschichtung X-Coating [PMEA = Poly(2-methoxyethylacrylate)] besteht aus zwei Schichten. Die hydrophobe Schicht bindet sich an die Fremdoberfläche, die hydrophile liegt auf der Blutseite. Die hydrophile Seite bildet durch Wasseraufnahme eine Grenzschicht, an der sich die Blutproteine ohne zu adhärieren und zu denaturieren bewegen können. Hierdurch wird auch die Thrombozytenadhäsion unterdrückt.

◻ Tab. 2.2 Beschichtungsverfahren

Beschichtungstyp		
Bioline	Kovalente Heparinbindung	Fa. Maquet
Carmeda	Kovalente Heparinbindung	Fa. Medtronic
Phisio	Synthetische Phosphorylcholinbeschichtung (heparinfrei)	Fa. Dideco-Sorin
Softline	Synthetische Polymerbeschichtung (heparinfrei)	Fa. Maquet
Trillium	Kovalente Heparinbindung	Fa. Medtronic
X-coating	Synthetische Polymerbeschichtung (heparinfrei)	Fa. Terumo

2.4 Myokardprotektion

Das Ziel der Myokardprotektion ist es Bedingungen zu schaffen, die einen operativen Eingriff ermöglichen, ohne das Herz zu schädigen. Die optimalen Bedingungen sind nicht für jede Operation gleich, sondern hängen von der vorhandenen Pathologie und den chirurgischen Erfordernissen ab. Letztendlich ergibt sich dadurch für jede Operation einen Kompromiss zwischen idealen operativen Bedingungen und idealer Myokardprotektion.

Für die Myokardprotektion wurden verschieden Konzepte entwickelt, die alle konsekutiv angewandt werden können (Guyton 1995):

- Myokardprotektion beginnt vor dem Herzstillstand: Eine Narkoseeinleitung bei Patienten mit schlechter myokardialer Pumpfunktion oder koronarer Herzerkrankung ist gefährlicher als bei herzgesunden Patienten. Studien haben gezeigt, dass eine Schädigung der Myozyten bei bis 18% der Patienten bereits vor Initiierung der EKZ beginnt (Delva 1978). Da Patienten vielfach suboptimal (agitiert, tachykard, hypoglykäm, hypovoläm) den Operationssaal erreichen und somit einer höheren Gefährdung ausgesetzt sind, sollten vor dem geplanten Eingriff eine hämodynamische und pharmakologische Optimierung erfolgen.

  Eine Absenkung des arteriellen Mitteldrucks während der EKZ unter 60 mmHg kann selbst bei gesundem Herzen zu einer subendokardialen

Ischämie führen. Entsprechend sollte bei Patienten mit einer koronaren Herzerkrankung auf einen ausreichenden Perfusionsdruck geachtet werden. Zur Anhebung des Blutdrucks eignen sich besonders α-adrenerge Substanzen wie Noradrenalin, auch wenn diese erhebliche Nebenwirkungen haben können. Durch den Einsatz der Herz-Lungen-Maschine kommt es auch zu einer Hämodilution, die zu einer Verminderung der subendothelialen Perfusion führen kann (Kleinman et al. 1978). Hypothermie kann die Autoregulation des lokalen Blutflusses negativ beeinflussen und zu umschriebener Hypoperfusion führen. Kammerflimmern kann ebenfalls in hypertrophierten Herzen und solchen mit Koronarstenosen eine subendokardiale Ischämie begünstigen. Weiterhin kann eine Überdehnung der Ventrikel die Perfusion der Innenschichten vermindern. Kann ein überdehnendes (flimmerndes) Herz nicht unmittelbar durch Abklemmen der Aorta stillgestellt werden, sollte daher sofort ein Vent eingebracht werden.

- Verminderung des metabolischen Bedarfs während des Herzstillstands: Nach optimaler Vorbereitung auf den ischämischen Herzstillstand soll dieser möglichst gut überstanden werden. Am besten für das Myokard ist eine schnelle Operation mit kurzer Ischämiedauer – dies ist aber meist nicht möglich. Daher wird das Herz durch Hypothermieinduktion und Kardioplegiegabe geschützt.

Kälte schützt das Herz, das ist lange bekannt (■ Abb. 2.8). Im 19. Jahrhundert zeigte van't Hoff, dass der myokardiale Metabolismus bei einer Absenkung der Herztemperatur pro 10°C um 50% sinkt. 1950 schlug Bigelow den Einsatz der Hypothermie in der Herzchirurgie vor. Diese wurde 1953 erstmals von Lewis u. Taufic erfolgreich eingesetzt und zwar zum Verschluss eines Vorhofseptumdefekts ohne Herz-Lungen-Maschine. Das Prinzip der Oberflächenkühlung durch Irrigation mit kalter Kochsalzlösung wurde 1959 von Shumway in die Klinik eingeführt.

Einfache Herzoperationen werden bei adäquater Kardioplegiegabe normotherm operiert. Wird eine Ischämiezeit >1,5–2 h angestrebt, ist eine Hypothermie von etwa 30°C empfehlenswert. Nur bei zu erwartenden langen Ischämiezeiten sollte der Patient auf unter 28°C gekühlt werden. Selbst komplexe Herzoperationen mit Ischämiezeiten bis zu 3 h können heutzutage problemlos durchgeführt werden, wenn das gewählte Myokardprotektionsverfahren angepasst und suffizient appliziert wird.

Die Abkühlung mit der Herz-Lungen-Maschine erfolgte früher mit etwa 1°C/min. Heutzutage kann man die Patienten durch ein besseres Gasaus-

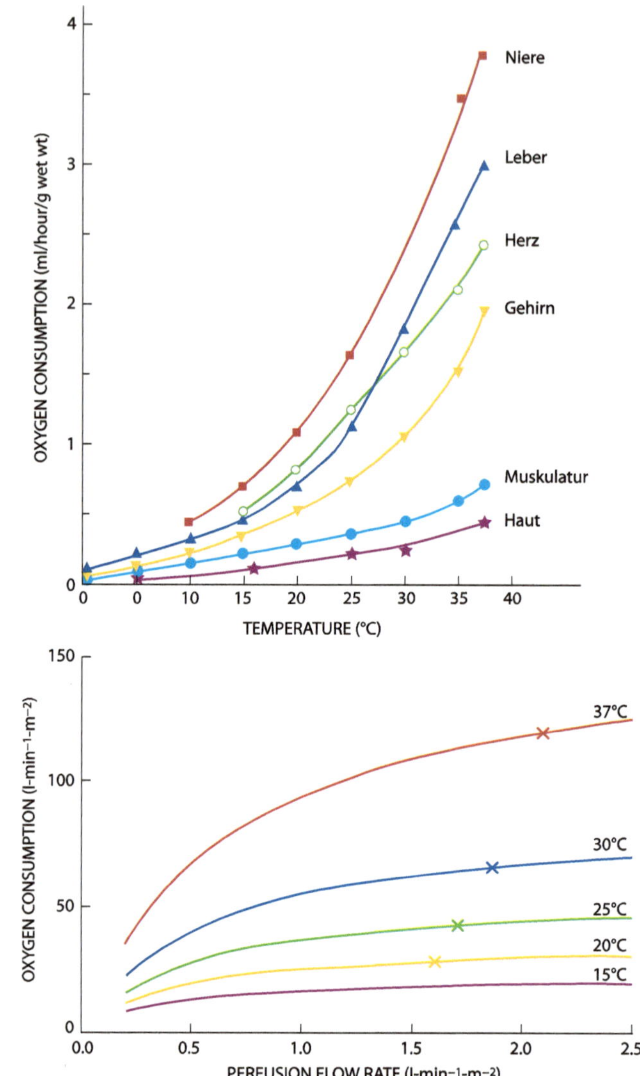

▣ Abb. 2.8a,b Abnahme des Sauerstoffverbrauchs bei Hypothermie (van't Hoff'sches Gesetz) (**a**) (Fuhrman 1956), Abhängigkeit des Sauerstoffverbrauchs von Temperatur und Pumpfluss (**b**) (Kirklin u. Barrett-Boyes 1993)

tauschmanagement am Membranoxygenator auch schneller abkühlen. Der Temperaturunterschied zwischen dem Wärmetauscher und dem Blut im Oxygenator sollte 10°C nicht überschreiten, auch wenn es dafür keinen wissenschaftlichen Beleg gibt. Bei besonders großer Temperaturabsenkung, z. B. der Einleitung einer tiefen Hypothermie auf <20°C für Aortenbogeneingriffe, ist die Gabe eines α-Blockers (z. B. Phentolamin) vorteilhaft, da dieser eine gleichmäßigere und schnellere Temperaturabsenkung ermöglicht. Bei diesen tiefen Temperaturen wird ein Kreislaufstillstand bis zu 45 min relativ problemlos toleriert.

Das Wiedererwärmen wurde früher noch vorsichtiger als das Abkühlen durchgeführt, da bei den Bubbleoxygenatoren aufgrund des hohen pO_2 die Gefahr von Gasembolien bestand. Seit der Einführung der Membranoxygenatoren und der präzisen Steuerung des pO_2 am Membranoxygenatorausgang auf Werte um 150 mmHg ist die Mikrobläschenbildung sehr viel geringer geworden, sodass ein schnelles Aufwärmen möglich ist. Generell sollte die Bluttemperatur am Oxygenatorauslass nicht über 38°C liegen.

Die pathophysiologischen Veränderungen, die sich in der Hypothermie und beim Aufwärmen abspielen, sind nur teilweise bekannt. Mit dem Abkühlen verändern sich die Stoffwechselprozesse unterschiedlich, sodass die myokardiale Hämostase empfindlich gestört wird. Das bedeutet auch, dass eine Versorgung eines stark abgekühlten Herzens mit Sauerstoff und Substraten nicht zu einer Aufrechterhaltung der normalen zellulären Funktion führt. Weitere Nachteile, insbesondere der tiefen Hypothermie,

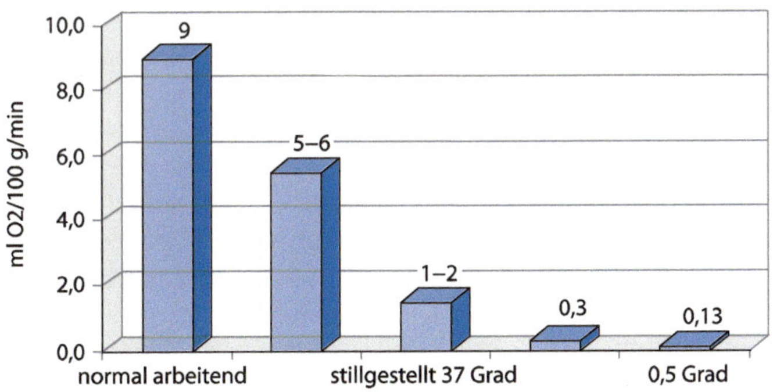

Abb. 2.9 Myokardialer O_2-Verbrauch in Abhängigkeit von Funktion und Temperatur

sind eine stärkere postoperative Blutungsneigung und eine vermehrte Ödembildung des Herzens.

Die Kardioplegiegabe ist effektiver als die Hypothermie. Der Sauerstoffverbrauch eines stillgestellten Herzens ist nur etwa ein Fünftel dessen eines leer schlagenden Herzens bei 37 Grad (◨ Abb. 2.9). Die Kombination von Hypothermie und Kardioplegie ist noch wirkungsvoller. Untersuchungen haben gezeigt, dass selbst sehr kalte Lösungen (bis 2°C) das Myokard nicht schädigen. Allerdings wird das Herz durch Infusion kalter Lösungen meist heterogen gekühlt, insbesondere bei Patienten mit einer koronaren Herzerkrankung. Die topische Kühlung kann dem abhelfen. Dennoch wird die optimale Temperatur noch sehr kontrovers diskutiert. Während kristalloide (Kardioplegie-) Lösungen häufig 4°C kalt appliziert werden, scheint das Temperaturoptimum für Blut-(kardioplegie-)lösungen vermutlich höher zu liegen (15–20°C). Selbst eine normotherme Applikation von Blutkardioplegie ist in der koronaren Bypasschirurgie üblich. Dies erfordert jedoch nach ca. 20 min jeweils eine Wiederholungsdosis (◨ Tab. 2.3).

▬ Ein günstiges metabolisches Milieu erhöht die Sicherheit während des Herzstillstands: Während des kardioplegischen Herzstillstands ändert sich der Metabolismus, weswegen es wichtig ist, ein adäquates metabolisches Milieu während des Herzstillstands aufrecht zu erhalten. Diese Aufgabe wird durch die Kardioplegielösung miterfüllt, in dem sie die interstitielle und intrazelluläre Ödembildung minimieren, den Verlust zellulärer Metabolite verhindern bzw. ausreichend Substrate für den Metabolismus bereitstellen und einen ausgeglichenen Säure-Basen-Haushalt aufrecht erhalten soll. (Vor der Aortenabklemmung sollte ein ausgeglichener BGA-Status vorliegen.) Die Aufrechterhaltung des Metabolismus gelingt in der Klinik häufig nicht ausreichend, da Koronarstenosen und eine myokardiale Hypertrophie zu regionalen Minder- bzw. Hyperperfusionen führen. Zudem wird die Kardioplegie durch Kollateraldurchblutung teilweise wieder ausgewaschen. Blutkardioplegie scheint hierbei (zumindest theoretisch) vorteilhaft, da Blut das natürliche Perfusionsmedium mit allen nutritiven Bestandteilen und hervorragenden Puffereigenschaften ist. Auch hinsichtlich der Rekonvaleszenz ischämischen Myokards erscheint eine Blutkardioplegiegabe vorteilhaft.

▬ Eine kontrollierte Reperfusion minimiert strukturelle und funktionelle Myokardschäden: Die Problematik des Reperfusionsschadens ausgelöst durch eine Sauerstoffradikalbildung und eine massive Erhöhung der Per-

◘ Tab. 2.3 Gängige Kardioplegielösungen und deren Applikationsweise

	Brettschneider	Buckberg	Calafiore
Typ	Kristalloid	Blutbasiert	Blutbasiert
Inhalt	Custodiol (Köhler-Chemie): Histidin 180 mmol/l Mannitol 30 mmol/l Histidin-HCl × H_2O 18 mmol/l NaCl 15 mmol/l KCl 9 mmol $MgCl_2$ × 6 H_2O 4 mmol/l Kaliumhydrogen-2-Oxopen- tandiot 1 mmol/l Tryptophan 2 mmol/l $CaCl_2$ × 2 H_2O 0,015 mmol/l	1. Induktion 250 ml Glukose-H_2O 92,42 mml/l KCl 34,91 mmol/l NaCl 16,12 mmol/l Trometamol 14,45 mmol/l Na-Citrat × 2 H_2O 2,6 mmol/l NaH_2PO_4 × $2H_2O$ 0,47 mmol/l Zitronensäure × 2 H_2O 0,45 mol/l 2. Reinduktion 500 ml Glukose-H_2O 96,93 mml/l KCl 12,21 mmol/l NaCl 16,9 mmol/l Trometamol 18,3 mmol/l Na-Citrat × 2 H_2O 2,73 mmol/l NaH_2PO_4 × $2H_2O$ 0,49 mmol/l Zitronensäure × 2 H_2O 0,48 mol/l	3–4 Ampullen KCl 14,9%, (2 ml Mg-5-Sulfat 50% pro Amp. KCl)
Temperatur	4–8°C	4–8°C	34–36°C
Induktion	1000–2000 ml	4 min mit 300 ml/h über RP Mischverhältnis 4:1	Blut 300 ml/min + KCl+Mg 200 ml/h
Reinfusion	Ggf. nach 120–180 min	Alle 20 min für 2 min 200 ml/h über RP Mischverhältnis 4:1	Bis 1 h Einzeldosis, danach Wiederholungsgaben mit flexiblem Zeitintervall

meabilität des Endothels mit zellulärer Ödembildung ist lange bekannt. Der steigende Gewebedruck führt zu einer Behinderung der Wiederdurchblutung und die Ödembildung zu einer Vergrößerung der Diffusionsstrecke durch das Gewebe und damit zu einer Verschlechterung der Stoffwechsellage. Mehrere Konzepte zur kontrollierten Reperfusion mit warmen oder kalten, kalziumarmen und substratangereicherten Lösungen wurden entwickelt und zeigten Vorteile in experimentellen und klinischen Untersuchungen. Dennoch gibt es derzeit kein definiertes Optimum und kein routinemäßig verwendetes Konzept in Bezug auf eine kontrollierte Reperfusion nach kardialer Ischämie.

2.5   Nebenwirkungen der EKZ

2.5.1   Respiratorisches System

Das gesamte respiratorische System einschließlich Lunge, Bronchialsystem, Brustwand und Zwerchfell können durch den herzchirurgischen Eingriff und die Verwendung der EKZ kompromittiert werden, insbesondere wenn schon umfangreiche Vorerkrankungen vorliegen. Nikotinabusus und Emphysem sind die häufigsten Komorbiditäten, aber auch chronische Bronchitis, subklinische Pneumonie, präoperatives Lungenödem und muskuläre Schwäche sind bedeutsam. Während der EKZ wird die Lunge nur über die Bronchialarterien versorgt, da ein pulmonaler Blutfluss weitgehend fehlt. Ob die Alveolarzellen hierdurch einen Ischämie-/Reperfusionsschaden erleiden, ist nicht geklärt. Zahlreiche andere Faktoren einschließlich Hämodilution, verminderter onkotischer Druck, Mikroembolie und die Freisetzung vasoaktiver und inflammatorischer Substanzen erhöhen die Kapillarpermeabilität, das perivaskuläre Ödem und die Bronchialsekretion. Die Kombination der genannten Faktoren führt zu einer Abnahme der pulmonalen Compliance und der funktionellen Residualkapazität sowie zu einer Zunahme der Atemarbeit. Einen großen Einfluss auf die Compliance von Lunge und Brustwand hat auch die Sternotomie/Thorakotomie (Peters et al. 1993). Der maximale Complianceverlust von etwa 30% ist nach 3 Tagen sichtbar, eine signifikante Minderung aber auch noch nach 6 Tagen evident (Vargas et al. 1992). Lungenvolumina und -flussraten nehmen unmittelbar nach dem Eingriff ab, wobei diese Veränderungen 6 Wochen anhalten können (Berrizbeitia et al. 1989). Die Diskon-

nektion des Beatmungsgeräts, die komplette Rücknahme des positiv-endex-
piratorischen Drucks (»positive endexpiratory pressure«, PEEP) und die Ein-
lungenbeatmung führen dazu, dass eine relevante Gasaustauschstörung
während der Entwöhnungsphase von der EKZ oder kurze Zeit danach relativ
häufig zu beobachten ist. Direkt nach Extubation ist die funktionelle Residualkapazität um 40–50% vermindert und erholt sich in den folgenden 72 h
kaum (Stock et al. 1986). Das Eröffnen der Pleura ändert an den genannten
Veränderungen nichts, ebenso wenig die Präparation der ITA-Gefäße.

Das Problem des Postperfusionssyndroms, auch »Pump Lung» genannt,
ist heutzutage als historisch anzusehen. In den Anfangsjahren der EKZ war es
in 15–25% der Fälle zu einem häufig fatalen postoperativen Lungenversagen
gekommen. In den pathologischen Untersuchungen fanden sich Atelektasen
und abnormale elastische Fasern, jedoch kein Ödem oder zelluläres Infiltrat
(Baer u. Osborn 1960). Aufgrund ähnlicher histologischer Befunde wurde
vermutet, dass das Postperfusionssyndrom eine Sonderform des ARDS (»adult
respiratory distress syndrome«) ist. Heutzutage ist ein ARDS infolge der EKZ
eine Rarität, und zumeist Folge einer intrabronchialen Blutung durch eine
traumatische Verletzung nach Intubation oder Pulmonaliskatheterein-
schwemmung. In wieweit hierbei auch die verminderte intraoperative Gabe
von Blutprodukten bedeutsam ist lässt sich nur vermuten.

2.5.2 Renales System

Der Einfluss der EKZ auf die Nierenfunktion wurde bereits vor über 40 Jahren
umfassend untersucht. Damals zeigten Studien, dass der renale Blutfluss und
die glomeruläre Filtrationsrate während der EKZ um 25–75% abnehmen
(Porter et al. 1966; Lundberg 1967). Diese Veränderungen waren innerhalb
der ersten postoperativen Tage nur partiell reversibel. Als Ursachen wurden
eine Hypothermie, eine renale Vasokonstriktion und ein Verlust der pulsatilen
Perfusion vermutet. Summarisch zeigte sich, dass bei einem Systemdruck von
>65 mmHg und einem Pumpfluss von 30–50 ml/kg die besten Ergebnisse
erzielt wurden (Yeboah et al. 1972; Hilberman et al. 1979).

Heutzutage geht man davon aus, dass auch bei der Niere– wie bei allen
Endorganen – die präoperative Organfunktion entscheidend für das Verhalten
während der EKZ bzw. für die postoperative Funktion ist. Zu den wichtigsten
negativen patientenbezogenen Einflussfaktoren gehören ein Alter >70 Jahre,

ein Diabetes mellitus, eine Herzinsuffizienz und insbesondere eine erheblich verlängerte Operationsdauer bzw. EKZ-Dauer (Bhat et al. 1976; Stafford-Smith et al. 2008).

Während der Operation mit extrakorporaler Zirkulation ist eine gewisse Nierenschädigung unvermeidlich. Der renale Blutfluss, die Kreatininclearance, die Wasserelimination und das Urinvolumen nehmen ab. Zudem tritt bei allen Patienten eine leichte Proteinurie auf. Eine Hämodilution eliminiert diese »Nebenwirkungen« der EKZ weitgehend indem es den renalen Blutfluss und die glomeruläre Filtrationsrate, die Kreatinin- und die Wasserclearance sowie die Urinausscheidung verbessert.

Postoperativ sind hypotensive Phasen die Hauptursache eines akuten Nierenversagens. Durch die verminderte Nierendurchblutung werden vermehrt Renin und Angiotensin II produziert und freigesetzt, die die renale Durchblutung weiter verschlechtern. Bereits vorgeschädigte Nieren sind für eine solche ischämische Schädigung besonders empfänglich. Insgesamt führt das Auftreten eines oligurischen Nierenversagens zu einer 8-fachen Erhöhung des Letalitäts- und Morbiditätsrisikos.

2.5.3 Gastrointestinales System

Die Inzidenz schwerer gastrointestinaler Komplikationen wird auf etwa 1% geschätzt, somit sind gastrointestinale Komplikationen nach EKZ selten (Filsoufi et al. 2007). Sie sind bis heute kaum untersucht. Im Vergleich zur Lunge scheint es gastrointestinal keine typischen Veränderungen unter der EKZ zu geben. Bei klinisch unauffälligen Befunden finden sich laborchemisch bisweilen erhöhte Leberwerte, Amylaseanstiege und tierexperimentell auch eine leichte Ödembildung des Darms und Pankreas bedingt durch eine erhöhte Proteinpermeabilität. Hauptursache für gastointestinale Komplikationen ist vermutlich die Hypotonie. Diese scheint im Magen eine Azidose zu begünstigen, wobei sich eine Korrelation zwischen Magen-pH-Wert und Dauer der EKZ nachweisen ließ. Im Darm wird vermehrt Endotoxin freigesetzt, das auf eine Störung der intestinalen Barriere hinweist (Andersen et al. 1993).

Welche Rolle die EKZ bei der Entwicklung einer non-okklusiven Mesenterialischämie (NOMI) spielt, ist noch unklar. Die NOMI ist jedoch eine gefürchtete Komplikation nach offenen Herzoperationen und ist mit einer deutlichen Letalität assoziiert (Klotz et al. 2001). Sie führt initial zu einer Überblähung der Darmschlingen und zum paralytischen Ileus, später zu einem nekrotischen Darm.

Humane und tierexperimentelle Untersuchungen zu Durchblutung von Leber und Pankreas zeigten eine deutliche Abnahme der Perfusion und eine geringere Komplikationsrate bei Verwendung eines pulsatilen Flusses (Ranmsey 1995).

2.5.4 Endokrines System

Die EKZ führt durch die physiologischen Interaktionen zu multiplen Veränderungen im endokrinen System. Allerdings ist eine genaue Analyse dieser hormonellen Veränderungen schwierig, da zahlreiche weitere Faktoren wie z. B. Alter, Begleiterkrankungen und Anästhetika interagieren.

Glukose/Insulin Veränderungen von Glukose- und Insulinkonzentrationen werden zuerst durch Infusionen und Primingflüssigkeiten beeinflusst. Der nachfolgende Einfluss der EKZ auf die Pankreasfunktion und den Glukosemetabolismus unterscheidet sich bei Diabetikern von Nichtdiabetikern.

- Bei Nichtdiabetikern steigen die Glukosespiegel während der EKZ an und normalisieren sich nach 1–2 Tagen wieder. Unter hypothermem Bypass ist der Glukoseanstieg minimaler, erfolgt aber unmittelbar mit dem Wiedererwärmen des Patienten (Kuntschen et al. 1985). Hohe postoperative Glukosespiegel wurden mit einer schlechten Erholung nach zerebralen Ereignissen in Zusammenhang gebracht (Longstreth u. Inui 1984). Der Insulinspiegel fällt mit der Narkoseeinleitung ab und bleibt während der EKZ niedrig. Mit der Wiedererwärmung des Patienten steigt der Insulinspiegel wieder an.
- Diabetiker haben während der EKZ einen Insulinmangel, der bei Verwendung einer Hypothermie allerdings gering ist. Während des Wiedererwärmens steigt der Insulinbedarf auf bis zum 6-Fachen an und normalisiert sich erst wieder binnen 3 Tagen (Crock et al. 1988).

Thyroxin Die Triiodthyronin-(T_3-)Spiegel fallen mit Beginn der EKZ ab und steigen nachfolgend wieder auf etwa 60% des Ausgangswertes an. Thyroxin (T_4) und Thyreotropin (TSH) nehmen nur insignifikant ab (obwohl Heparin die freien T_3- und T_4-Spiegel erhöht). Diese Kombination von niedrigem T_3, niedrig normalem T_4 und normalen TSH findet sich auch bei zahlreichen Allgemeinerkrankungen und Traumata und wird als Euthyroid-sick-Syndrom (ESS) oder Low-T_3-Syndrom bezeichnet (Holland et al. 1991).

Parathormon (PTH) Mit Beginn der EKZ sinkt das PTH ab und normalisiert sich etwa 90 min nach Bypassende wieder. Der Einfluss der Hypothermie ist unklar und wird kontrovers diskutiert (Bannister u. Finalyson 1995).

Antidiuretisches Hormon (ADH, Vasopressin) Trauma und chirurgischer Stress führen zu einer vermehrten ADH-Freisetzung. Durch eine geeignete Narkose (Opioide) kann dem entgegengewirkt werden. Trotz Narkose kommt es jedoch mit Beginn der EKZ zu einem Anstieg des ADH-Gehaltes, der sich erst am Folgetag wieder normalisiert (Kuitunen et al. 1993).

Herz-Lungen-Maschine

Die Herz-Lungen-Maschine ermöglicht Operationen am stillgestellten Herzen, indem sie die Körperperfusion aufrecht erhält. Darüber hinaus können operative Eingriffe am schlagenden Herzen und an herznahen Strukturen durchgeführt werden, die ohne EKZ hämodynamisch nicht toleriert würden oder inadäquate Blutverluste mit sich brächten.

Bei einer Standard-Herz-Lungen-Maschine wird das Blut über venöse Kanülen im rechten Vorhof oder den Hohlvenen dräniert und in einem Reservoir gesammelt. Von dort wird es über eine Pumpe durch einen Oxygenator in die Aorta zurückgepumpt. Ein arterieller Filter vermindert systemische Embolien durch Mikropartikel und Luftbläschen. Ein oder mehrere Sauger (oder Vents) sammeln das Blut aus dem Operationsgebiet und führen dies über einen Filter dem Reservoir zu, in das eine Blasenfalle integriert ist. Zumeist besteht ein zusätzliches separates System für die Kardioplegiegabe. Multifuntionssensoren zur Online-Messung der Liniendrücke, Temperaturen, Elektrolyte und Blutgase sichern die Aufrechterhaltung eines physiologischen Milieus im Patienten bzw. erhöhen die Sicherheit der EKZ.

Fakultativ kann ein Hypo-/Hyperthermiegerät eingesetzt werden, durch das der Patient abgekühlt und wieder aufgewärmt werden kann. Das Hypo-/Hyperthermiegerät erwärmt bzw. kühlt einen Wasserkreislauf, der an den Oxygenator angeschlossen wird und so die Bluttemperatur verändert.

Ebenfalls optional erfolgt der Einsatz eines »Cell Savers« über den ansonsten verworfenes Blut gewaschen und als Erythrozytenkonzentrat wieder dem Patienten zugeführt werden kann. Bei größeren Blutverlusten können sog. Rapid-Infusion-Systeme (RIS) oder Autotransfusionssysteme (z. B. CATS) zum Einsatz kommen, die das Blut dem Patienten in einem geschlossenen System unmittelbar wieder zuführen.

Die Herz-Lungen-Maschine ist die am häufigsten verwandte Form der EKZ. Sie ist der Arbeitsplatz des Kardiotechnikers, der sie während des operativen Eingriffs überwacht und steuert. Alle Funktionsbestandteile sind auf einer Konsole befestigt und so angeordnet, dass sie gut sichtbar und einfach zu erreichen sind, um den Arbeitsplatz ergonomisch und die Herzoperation sicher zu gestalten (◘ Abb. 3.1 u. Abb. 3.2).

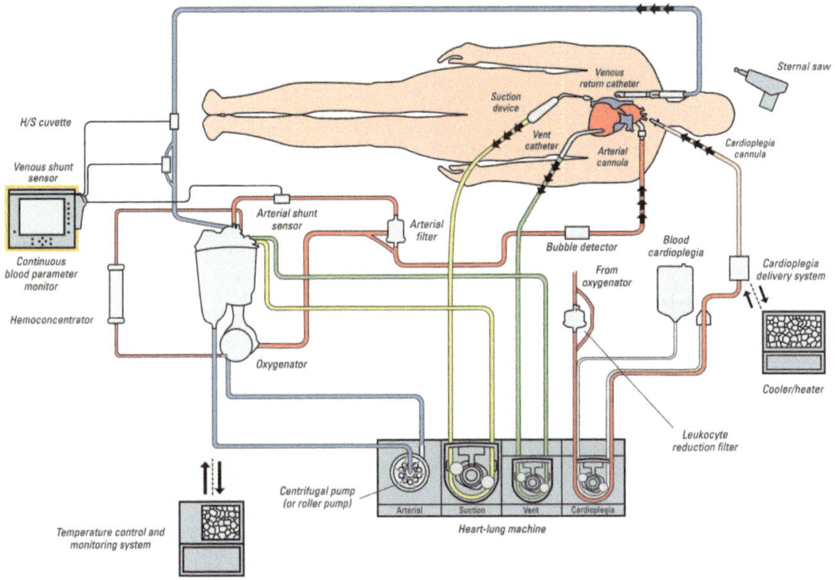

◘ **Abb. 3.1** Komponenten der Herz-Lungen-Maschine. (Mit freundlicher Genehmigung der Fa. Terumo)

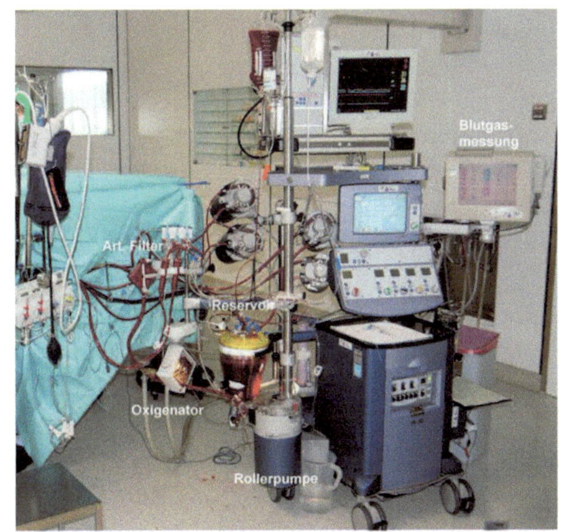

◘ **Abb. 3.2** Komponenten der Herz-Lungen-Maschine

3.1 Pumpen

Die arterielle Pumpe als wichtigste Komponente der EKZ hat die Aufgabe, den Blutfluss für die Kreislaufzirkulation aufrecht zu erhalten und die Durchblutung der Endorgane während des Herzstillstands zu gewähren. Darüber hinaus werden die Pumpen zur Entlüftung (»venten«) des Herzens, für Sauger und fakultativ auch zur Applikation der Kardioplegielösung verwendet.

3.1.1 Rollerpumpen

Die früher und in vielen Zentren heute noch am häufigsten eingesetzte Pumpe ist die Rollerpumpe. Ihr Funktionsprinzip besteht darin, dass eine kleine Blutmenge in einem elastischen Schlauch gefangen und durch rotierende zylindrische Rollen entlang des Schlauchsegments vorwärts transportiert wird. Klappen bzw. Ventile sind für einen unidirektionalen Fluss nicht notwendig. In Abhängigkeit von den Rollerbügeln unterscheidet man verschiedene Typen (ein Bügel, zwei Bügel, mehrere Bügel), wobei die Doppelbügel-Rollerpumpe die am häufigsten verwendete ist.

Der Pumpfluss hängt in erster Linie von der Drehzahl und dem Durchmesser des Schlauchs ab. Dabei ist es wichtig, dass die Pumpe »okklusiv« ist, d. h. der Rollerbügel das Lumen des Schlauches gerade eben vollständig okkludiert, da das sonst zurückfließende Blut eine verstärkte Hämolyse verursachen kann. Daher reduziert die individuell an jeder Pumpe einstellbare Okklusion die Hämolyserate.

Die individuelle Gestaltung der Rollerpumpen ist unterschiedlich und hat sich im Laufe der Jahre weiterentwickelt. Aus der reinen U-Form ist inzwischen eine Omegaform geworden, die hämodynamisch günstiger ist. Durch geringere Druckanstiege (dP/dt) wird die Belastung für die Blutbestandteile verringert. Es gibt große (Innendurchmesser 15 cm) und kleine (Innendurchmesser 8,5 cm) Pumpen. Der Antrieb erfolgt direkt über Elektromotoren, wobei Drehzahlen zwischen 1 und 250 U/min möglich sind. Die Pumpenköpfe sind drehbar und auch als Doppelkopfpumpe verfügbar (◻ Abb. 3.3).

Rollerpumpen produzieren einen sinusförmigen Blutdruckverlauf von etwa 5 mmHg. Diese milden Druckschwankungen werden aber durch die Compliance des Oxygenators und die arterielle Kanüle gedämpft und sind somit in situ kaum nachweisbar.

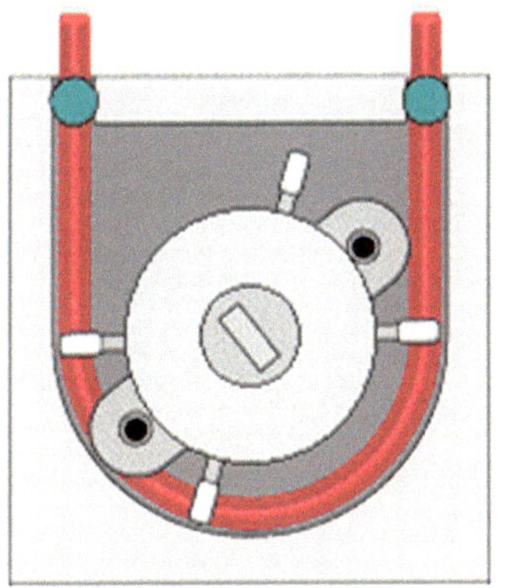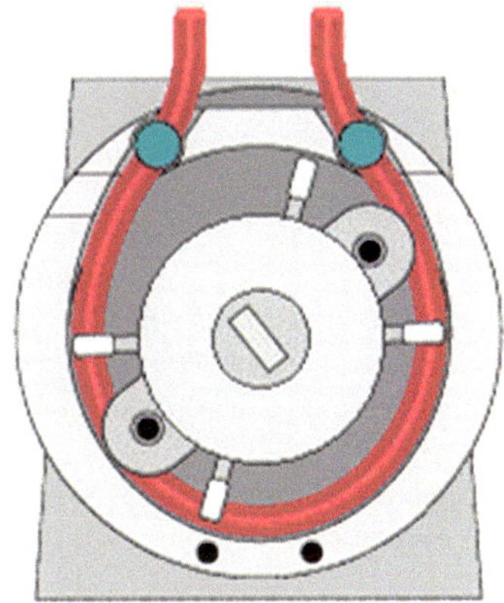

Abb. 3.3 Doppelkopfpumpe. (Mit freundlicher Genehmigung der Fa. Sorin Group)

3.1.2 Zentrifugalpumpen

Hämodynamisch identisch, aber weniger zelltraumatisch und damit vorteilhafter sind Zentrifugalpumpen (Abb. 3.4, Tab. 3.1). Blut wird zentral in das Pumpengehäuse aufgenommen und durch die Rotation des Pumpenkopfs am peripheren Auslass ausgestoßen. Ein Ventil oder eine Okklusion bestehen nicht, d. h., bei stehendem Rotor kann das Blut in beiderlei Richtung (in Abhängigkeit des Druckgradienten) durch den Pumpenkopf fließen. Bei abgestellter Pumpe muss daher die arterielle Linie abgeklemmt werden. Der Pumpfluss ist pulslos und steigt mit der Drehzahl, ist aber auch abhängig von der Vorlast und insbesondere von der Nachlast.

Entsprechend steigt die Pumpleistung mit Zunahme der Vorlast und Abnahme der Nachlast. Ein katastrophaler Anstieg des Pumpdrucks z. B. bei abgeknicktem Schlauchsystem ist daher (im Gegensatz zur Rollerpumpe) nicht möglich. Aufgrund der Vor-/Nachlastsensitivität ist jedoch neben der Überwachung des Liniendrucks auch eine Messung des Pumpflusses notwendig, die elektromagnetisch oder dopplersonografisch erfolgen kann. Zentrifugalpumpen können einen Vorwärtsdruck bis über 900 mmHg, aber nur einen Sog von 400–500 mmHg generieren. Dies bedingt geringere Kavitationsphänomene und weniger Gasembolien/Mikroembolien im Vergleich zu den Rollerpumpen.

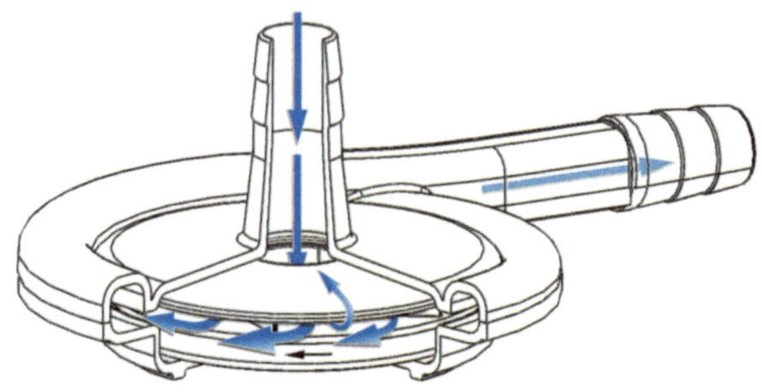

Abb. 3.4 Funktionsprinzip der Zentrifugalpumpe. (Mit freundlicher Genehmigung der Fa. Maquet)

Tab. 3.1 Technische Angaben der derzeit erhältlichen Zentrifugalpumpen

	Drehzahl [1/min]	Fluss [l/min]	Druck [mmHg]	Lager	Heparin-Coating
Biomedicus 540 & 550	0–4500	0–9,9	-300–999	Mechanisch	Carmeda
Capiox (Fa. Terumo)	0–3000	0–8,0	0–800	Mechanisch	X-coating
Centrimag (Fa. Levitronix)	1500–5500	0–9,9	0–600	Magnetisch	–
Delphin (Fa. Sarns)	0–3600	0,3–9,9	0–700	Mechanisch	X-coating
Rotaflow (Fa. Maquet)	0–5000	0–9,9	0–750	Magnetisch	Bioline

3.1.3 Diagonalpumpen

Die Deltastream-DP1-Blutpumpe von Medos ist eine kleine Rotationspumpe mit einem integrierten Elektromotor und einem diagonal durchströmten Laufrad. Durch eine aufwendig entwickelte Strömungsführung wird ein hoher Fluss bei geringer Blutschädigung (Hämolyse) erreicht. Neben dem kontinuierlichen Fluss ist auch ein pulsatiler Betrieb möglich. Das Füllvolumen ist mit nur 30 ml gering. Sie wird aktuell nicht mehr hergestellt.

Die Deltastream-DP2-Pumpe zeichnet sich gegenüber der DP1 durch die Entkopplung von Pumpenkopf und Antrieb aus. Sie wird schwerpunktmäßig non-pulsatil mit einem Limit von 6 h eingesetzt. Das Primingvolumen ist mit 17 ml extrem klein. Spezielle Steuerungs- und Sicherheitsfunktionen verhindern das Ansaugen der Kanüle. Der Null-Fluss-Modus erlaubt eine sofortige Unterbrechung des Blutflusses durch Reduzierung der Drehzahl und verhindert gleichzeitig einen ungewollten Rückfluss. Weitere Sicherheitsmerkmale beinhalten einen Flusssensor mit integriertem Blasendetektor.

Die Deltastream-DP3-Pumpe ist eine Weiterentwicklung der DP2. Sie erlaubt optional einen pulsatilen Fluss und ist für den mittelfristigen Einsatz gedacht (◨ Abb. 3.5, Tab. 3.2).

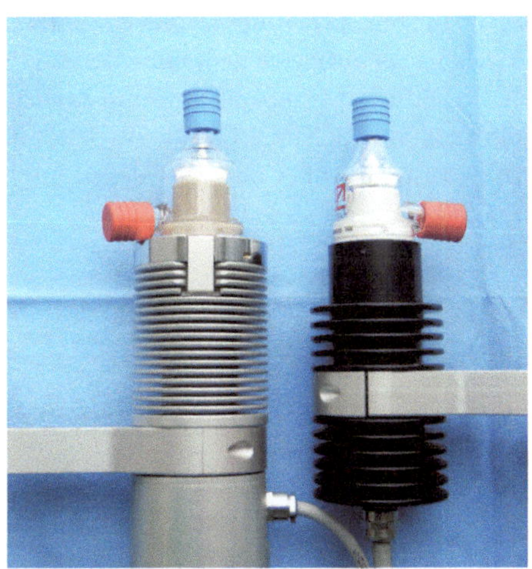

◨ **Abb. 3.5** Deltastream-DP3-Pumpe (links), DP 2 (rechts). (Mit freundlicher Genehmigung der Fa. Medos)

◘ Tab. 3.2 Deltastream-Pumpen DP2 und DP3

	Drehzahl (1/min)	Fluss (l/min)	Druck (mmHg)	Lager	Heparin-Coating
DP2	100–10000	0–8,0	0–600	Mechanisch	Rheoparin
DP3	100–10000	0–8,0	0–600	Mechanisch	Rheoparin

3.2 Oxygenatoren

Ein Oxygenator soll venöses Blut mit O_2 anreichern, CO_2 eliminieren, das Blut möglichst nicht traumatisieren und ein geringes Füllvolumen (Priming) benötigen. Prinzipiell sind verschiedene Systeme möglich, um Blut und Gas interagieren zu lassen: Blut kann in die Gasphase (Filmoxygenator – obsolet), und Gas in die Blutphase (Bubbleoxygenator) geleitet werden, und Gas und Blut können über eine Membran getrennt bleiben (Membranoxygenator).

In der menschlichen Lunge bilden etwa 300 Mio. Alveolen eine Gasaustauschfläche von 160 m^2 (entspricht der Größe eines Tennisplatzes). In den Alveolen können sich die Erythrozyten der Luft in den Alveolen bis auf 0,7 µm nähern, wodurch die Diffusion von Sauerstoff und Kohlendioxid bei ausreichend langer Kontaktzeit möglich ist. In den Oxygenatoren sind die blutführenden Kapillaren wesentlich größer und die Gasaustauschfläche wesentlich kleiner als in der menschlichen Lunge.

3.2.1 Bubbleoxygenator

Bubbleoxygenatoren bestehen aus 3 Komponenten, dem Oxygenierungsteil, dem Entschäumer und dem arteriellen Filter. Diese Komponenten können seriell hintereinander oder konzentrisch von innen nach außen angeordnet sein. Zuerst wird der Sauerstoff »eingeperlt«. Die Größe der Sauerstoffbläschen hängt hierbei vom Auslass aus der Diffusorplatte, vom Gasfluss, der Blutviskosität und der Oberflächenspannung des Blutes ab. Der Gasaustausch findet an der Oberfläche der Gasbläschen statt. Je kleiner die Gasbläschen sind, umso größer ist deren Gesamtoberfläche und damit die Gasaustauschfläche. Allerdings sind kleine Gasbläschen wegen ihres Auftriebs schwerer aus dem Blut zu entfernen. Stickstoff kann nicht beigemischt werden, da aufgrund seiner niedrigen Löslichkeit sonst ein Embolierisiko bestünde.

Die Elimination der Gasbläschen erfolgt im Entschäumerteil. Das Entschäumermaterial besteht vorwiegend aus Polypropylenfasern und Polyurethanschaum, das mit schaumhemmendem Silikon beschichtet ist. Die noch bestehenden Luftbläschen werden zerstört und durch einen Filter (125–175 μm) aufgehalten. Entscheidende Einflussparameter sind das Flussverhalten und die Flussgeschwindigkeit des Blutes, oberflächenaktive Substanzen und Absorptionsmechanismen. Aufgrund der fehlenden Möglichkeit Stickstoff über die Gasphase zuzuführen, sind erhebliche Stickstoffverluste möglich.

Schließlich landet das Blut in einem arteriellen Reservoir. Einige Reservoire können ebenfalls wegen ihres hohen hydrostatischen Drucks zur Entschäumung beitragen. Die Nutzungsdauer der Bubbleoxygenatoren liegt bei 6–8 h.

3.2.2 Membranoxygenator

Der Membranoxygenator entspricht der natürlichen Lunge besser, da das Blut vom Gas durch eine gasdurchlässige Membran getrennt ist. Um einen dünnen Blutfilm zu erzeugen, wird das Blut zwischen zahlreiche Kapillaren gepresst. Die Membran bestand früher aus Zellulose, PTFE und Polyethylen. Heutzutage werden nur noch zwei verschiedene Membranarten verwendet:

- Fast alle verfügbaren Oxygenatoren werden aus Kapillaren mit einer mikroporösen Oberflächenstruktur, d. h. Oxygenationsmembran, gefertigt. Die Membran dieser sog. mikroporösen Kapillarmembranoxygenatoren besteht zumeist aus Polypropylen, einem hydrophoben Material, das 0,03–0,07 μm große Poren enthält, welche 50% der Membranoberfläche durchsetzen. Der Gastransport erfolgt in freier Diffusion durch die Poren, das Blut steht somit in direktem Kontakt zum Gas. Da die Membranoberfläche hydrophob und die Poren klein sind, erfolgt jedoch keine Ultrafiltration des Wassers, Gasphase und Serum bleiben getrennt. Übersteigt der Gasdruck in den Kapillaren denjenigen im Blut, kommt es zum Gasübertritt durch die Mikroporen. Somit weisen diese Oxygenatoren einen niedrigen Diffusionswiderstand und einen guten CO_2-Austausch auf, ohne dass die Membranoberfläche vergrößert werden muss. Bei längerer Anwendung können Plasmaproteine an der Porenwand adsorbiert werden und diese hydrophilisieren, wodurch sich die Oberflächenspannung erniedrigt. Als Folge davon entsteht die sog. Plasmaleakage, die einen schnellen Austausch des Oxygenators erfordert.

- Beim Diffusionskapillarmembranoxygenator werden die Kapillaren zusätzlich mit einer dünnen (<1 µm) »Haut« überzogen, die eine aktive Trennschicht darstellt und einen Plasmaübertritt verhindern soll. In den meisten Diffusionskapillarmembranoxygenatoren besteht diese Trennschicht aus Silikongummi, einem homogenen nichtporösen Material. Der Gastransport erfolgt im mikroporösen Anteil (wie zuvor) durch freie Diffusion. Die treibende Kraft ist der Diffusionsdruck bzw. die Differenz der beidseitigen Partialdrücke des diffundierenden Gases. In der Trennschicht beruht der Transport auf einem Lösungsdiffusionsvorgang, d. h. die Gase lösen sich in der Polymermatrix, wandern durch diese hindurch und treten auf der anderen Seite wieder aus. Die Diffusionsrate ist abhängig vom Druckgefälle und von der Permeabilität der Membran, nicht jedoch von der Anwesenheit anderer Gase. Da das Druckgefälle über die Membran für O_2 hoch (bis 720 mmHg) und für CO_2 niedrig (45 mmHg) ist, erfolgt stets ein ausreichender O_2-Transfer, während die CO_2-Elimination schwieriger ist. Die Diffusion von Anästhesiegasen ist bei aufgrund der großen Molekülgröße eingeschränkt (◫ Abb. 3.6).

Die neueste Entwicklung ist ein Oxygenator mit einer Polymethylpentenbeschichtung. Aufgrund eines noch besseren Gastransferkoeffizienten wird der Gasaustausch nicht behindert, eine wesentliche Plasmaleckage tritt bei Langzeitanwendung nicht auf. Primingvolumen und Druckverlust sind mit den Oxygenatoren mit mikroporösen Hohlfasern vergleichbar.

Im Vergleich zu den Bubbleoxygenatoren sind die Membranoxygenatoren sicherer, da sie weniger feste und gasförmige Emboli erzeugen und die Regulierung des Gasaustausches einfacher ist. Bei allen Membranarten diffundiert O_2 entlang eines Konzentrationsgradienten durch die Membran gemäß dem Fick'schen Diffusionsgesetz, abhängig vom O_2-Gradient und der Permeabilität der Membran. Da Gas und Blutphase physikalisch getrennt sind, können Gase (N_2, Luft) beigemischt werden, um die O_2-Konzentration (FiO_2) bzw. den O_2-Transfer zu variieren.

In gleicher Weise funktioniert der CO_2-Austausch. CO_2 diffundiert entlang eines Konzentrationsgradienten vom venösen Blut zur Gasphase. Die

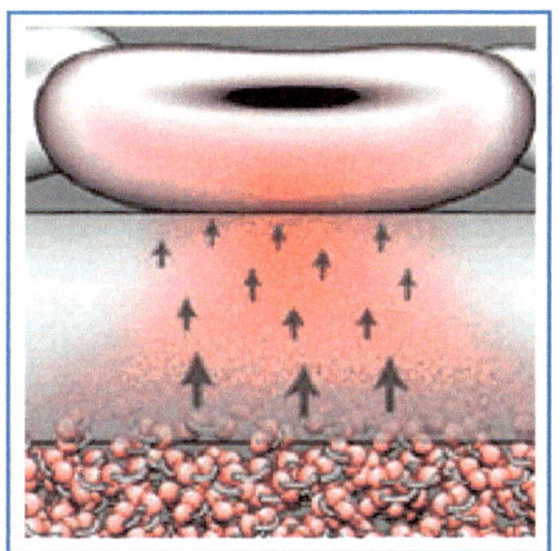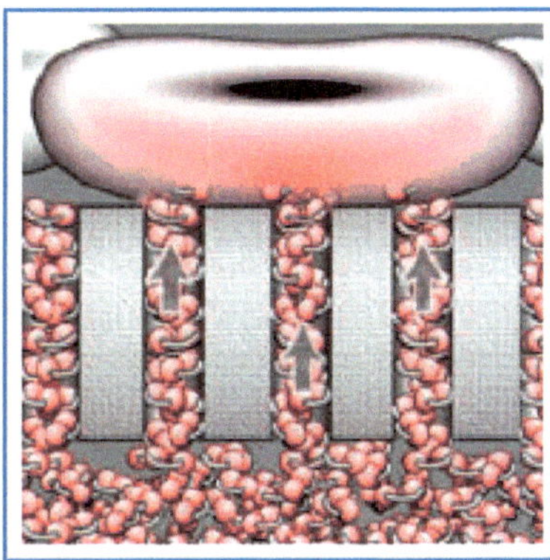

◘ Abb. 3.6a,b Oxygenator mit semipermeabler Silikonmembran (**a**) und mikroporöser Membran (**b**). (Mit freundlicher Genehmigung der Fa. Medtronic)

Austauschrate hängt von der Oberfläche, dem CO_2-Gradienten und der CO_2-Permeabilität der Oxygenatormembran ab. Einem Stickstoffverlust kann durch einen hohen N_2-Anteil in der Gaszufuhr entgegen gewirkt werden, im Gegensatz zum Bubbleoxygenator.

Als effektive Gasaustauschfläche stehen (für Erwachsene) je nach Bauart 1,3–2,5 m^2 zur Verfügung, (die Wärmeaustauschfläche liegt bei 0,14–0,6 m^2). Der O_2-Transfer und der CO_2-Transfer liegen bei bis zu 450 ml/min. Wasserdampf kann bei Langzeitanwendung (extrakorporale Membranoxygenierung, ECMO) in den Kapillaren kondensieren und dadurch den Gastaustausch beeinträchtigen.

Membranoxygenatoren können im Vergleich zu den Bubbleoxygenatoren wesentlich länger benutzt werden, da die Schädigung der Blutbestandteile geringer ist. So sind im ECMO-Betrieb Anwendungsdauern von mehreren Wochen kein Problem mehr.

3.3   Venöse Reservoire

Das venöse Reservoir sammelt das venöse Blut und das über die Sauger aufgenommene Blut in einem großen Gefäß. Die Dränage des Herzens erfolgt standardmäßig durch die Gravitation, da das Reservoir 40–70 cm unterhalb der

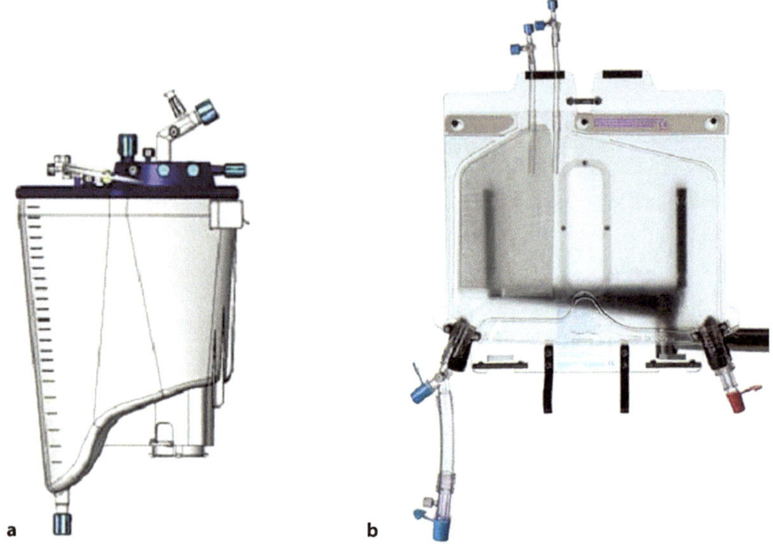

Abb. 3.7a,b Venöse Reservoire: »hard shell« (**a**) und »soft bag« (**b**). (Mit freundlicher Genehmigung der Fa. Maquet)

Herzniveaus angebracht ist. Neben der Positionierung des Reservoirs beeinflussen der zentrale Venendruck (ZVD), die Kanülengröße und das Schlauchsystem die Dränage. Bei Bedarf kann so der Patient partiell (1–3 l) exsanguiniert werden und bei gestörtem venösem Rückfluss ein Luftblock verhindert werden.

Vielfach ist auch ein Blutfilter im venösen Reservoir integriert. Er besteht aus Dacronwolle oder Polyurethanschaum und fängt Partikel von 20–100 μm je nach Filtergröße ab. Über eine integrierte Blasenfalle können Luftbläschen eliminiert werden. Das venöse Reservoir bietet zudem weitere Zugänge, über die Medikamente appliziert und Blutproben entnommen werden können.

Die Reservoire können rigide oder als »soft bags« konzipiert sein. Die rigiden Systeme erscheinen insgesamt vorteilhafter, da sie meist größer und die Volumenmessung und die Luftelimination einfacher sind. Auch das Priming und die Applikation von Sog für eine vakuumassistierte Dränage sind meist einfacher (**Abb. 3.7**).

3.4 Blasenfallen und arterielle Filter

Blasenfallen werden in die venöse Linie als erste Komponente integriert, d. h. bevor das Blut in die Pumpe und den Oxygenator gelangt. Durch Schwerkraft und Zentrifugalkraft werden Blut und Luftblasen getrennt, außerdem passiert das Blut ein membranöses Sieb mit einer Durchlässigkeit von ca. 40–200 μm. Das Füllvolumen liegt bei etwa 150 ml, was bei der normalen EKZ wenig problematisch ist, aber bei Verwendung einer »Mini«-EKZ bedeutsam werden kann. »Air removal devices« bestehen aus einer Kombination von Blasendetektion und Blasenelimination, die in einem automatisierten Prozess miteinander kombiniert werden und sehr effizient sind.

Arterielle Filter werden in die arterielle Linie integriert unmittelbar bevor das Blut in den Patienten zurückgeführt wird. Es handelt sich hier im Prinzip ebenfalls um ein Sieb mit einer Porengröße von 20–40 μm, wodurch Luftbläschen und kleine Partikel abgefangen werden. Eine besondere Variante ist die »dynamic bubble tap« bei der sich die Luftbläschen im Mittelstrom sammeln und von dort eliminiert werden.

Blasenfallen und arterielle Filter werden sowohl als Einzelkomponenten als auch als Bestandteil integrierter Systeme, z. B. für die Kardioplegieapplikation, verwendet. Größe und Füllvolumen sind aufgrund des benötigten Primings und der Flusslimitierung an die Körpergröße zu adaptierten, d. h. für die Kinderherzchirurgie werden kleinere Komponenten benötigt.

Die Effektivität von Blasenfallen und arteriellen Filtern wird unterschiedlich beurteilt. In den meisten Studien wird eine Abnahme an Luftblasen detektiert und eine Minderung der Mikroembolien in der transkraniellen Dopplersonografie belegt. Es fehlt jedoch bislang an suffizienten Daten, um dies hinreichend zu bewerten.

3.5 Mischer (Blender)

Von wenigen Ausnahmen abgesehen wird der O_2- und CO_2-Transfer mithilfe eines Mischers gesteuert. Der Gasfluss kann hierbei zwischen 0 und 16 l/min variiert werden. Zusätzlich besteht die Möglichkeit O_2 und Luft zu mischen, wodurch die O_2-Konzentration von 21–100% regelbar ist. Je höher die O_2-Konzentration, desto höher ist pO_2 und damit der O_2-Transfer. Im Gegensatz dazu wird der CO_2-Transfer durch den Gasfluss gesteuert. Ein hö-

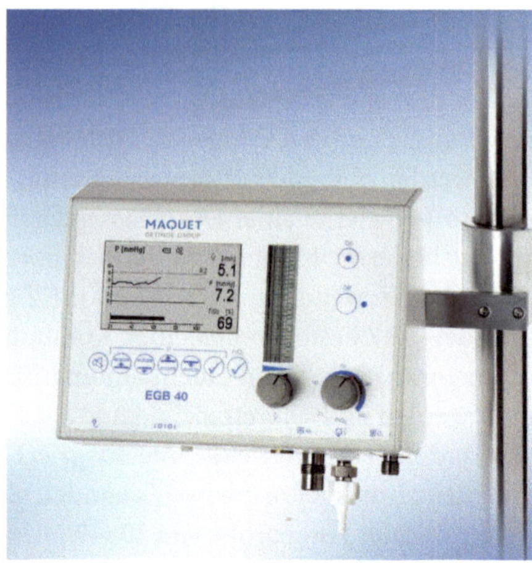

◘ Abb. 3.8 Moderner elektronischer Gasblender. (Mit freundlicher Genehmigung der Fa. Maquet)

herer Gasfluss führt zum schnelleren Auswaschen des CO_2 durch ein besseres Aufrechterhalten der pCO_2-Differenz. Eine weitere Möglichkeit den CO_2-Austausch zu steuern besteht in der Beimischung von CO_2 zum Ventilationsgas (◘ Abb. 3.8).

3.6   Kanülen und Schlauchsystem

Für den Anschluss der Herz-Lungen-Maschine stehen verschiedene Kanülen zur Verfügung. Normalerweise sind Kanülen aus einem durchsichtigen Kunststoff gefertigt. Die Kanülenspitzen sind meist aus rigidem dünnem Kunststoff oder aus Metall gefertigt. Die Kanülenspitzen sind auch die engste Stelle der Kanülen und damit für Druckabfälle, Jets, Turbulenzen und Kavitationsphänomene verantwortlich. Vor allem Jets können gefährlich werden, indem sie die Aortenwand beschädigen (Dissektion!), arteriosklerotische Plaques lösen und eine Hämolyse verursachen können. Hämolyse und Proteindenaturierung entstehen auch bei Druckdifferenzen >100 mmHg (Galletti u. Brecher 1962). Die Kanülen sind gegen ein Abknicken geschützt – arterielle Kanülen werden versteift, großlumige venöse Kanülen sind mit einer spiralförmigen

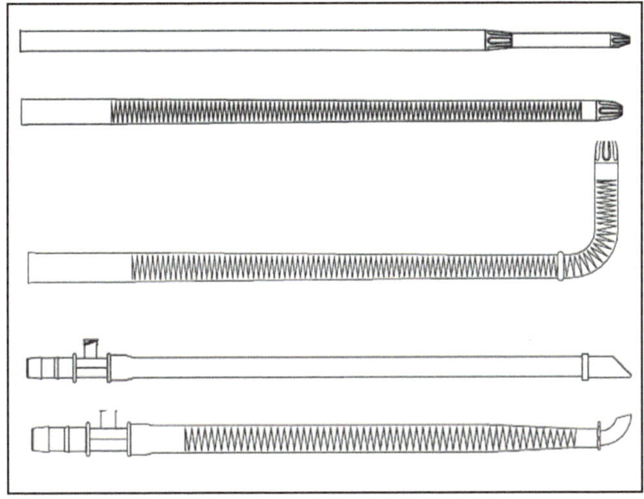

Abb. 3.9 Venöse 2-Wege-Kanüle (1), drahtverstärkte gerade (2) und gebogene venöse Kanüle (3), arterielle Kanüle mit gerader (4) und gebogener (5) Spitze. Die Größenangabe erfolgt in »French« oder »Charriere« angegeben werden (1 F = 1 Ch = 1/3 mm). (Mod. mit freundlicher Genehmigung von F. Merkle)

Drahtverstärkung ausgekleidet. Verschiedene Kanülenköpfe und Krägen sollen den klinischen Erfordernissen gerecht werden. Gewinkelte Kanülen sind besonders für die bikavale Kanülierung vorteilhaft. Verwendet man eine einzelne Kanüle im rechten Vorhof, kann diese gerade oder gewinkelt sein. In beiden Fällen kann die Dränage der oberen Hohlvene bei Luxation des Herzens jedoch beeinträchtigt werden, weswegen in solchen Fällen zumeist eine sog. 2-Wege-Kanüle zur gleichzeitigen Entlastung von oberer und unterer Hohlvene bevorzugt wird (Abb. 3.9).

3.6.1 Zentrale Kanülierung

Die beste Dränage und damit auch die beste Herz-Kreislauf-Unterstützung wird durch eine sog. zentrale Kanülierung erreicht. Hierbei wird das Herz direkt bzw. werden die herznahen großen Gefäße kanüliert. Je nach geplantem operativem Eingriff kann die Aortenkanüle in der Aorta ascendens, in den

Aortenbogen oder in den Truncus brachiocephalicus eingebracht werden (▢ Abb. 3.10). Wenn distal des Abgangs des Truncus brachiocephalicus kanüliert wird, ist das zerebrale Embolierisiko geringer. Extrathorakal, aber dennoch zentral, sind Kanülierungen auch an der A. subclavia, A. axillaris oder A. carotis möglich. Alle aortalen Kanülen für den Anschluss der Herz-Lungen-Maschine werden über in der Adventitia gestochene Tabaksbeutelnähte (Stärke 3–0 bis 5–0), die auch mit Filz verstärkt sein können, und eine 4–5 mm breite Stichinzision bei einem arteriellen Mitteldruck von 60–80 mmHg eingebracht. Auf diese Weise lassen sich die Kanülierungsstellen abdichten und die Kanülen fixieren. Transmurale Stiche haben ein höheres Risiko für Hämatome und Blutungen. Bei der Insertion der Kanüle ist darauf zu achten, dass die Spitze der Kanüle vollständig im Lumen liegt und ihr Ausfluss in Richtung Aortenbogen weist. Extrathorakale Kanülierungen werden wie periphere Kanülierungen durchgeführt (▶ unten). Als Komplikationen muss mit Gefäßeinrissen, Gefäßdissektionen (Aortendissektion <0,1%) und ein Ablösen von Kalkplaques (Apoplexrisiko) gerechnet werden. Eine Detektion arteriosklerotischer Veränderungen kann durch Palpation und transösophageale Echokardiografie (TEE), am besten aber durch einen epiaortalen Ultraschall erfolgen. Empfohlen ist die Verwendung eines epiaortalen Ultraschalls bei Patienten mit einer transitorisch ischämischen Attacke (TIA) oder Apoplexanamnese,

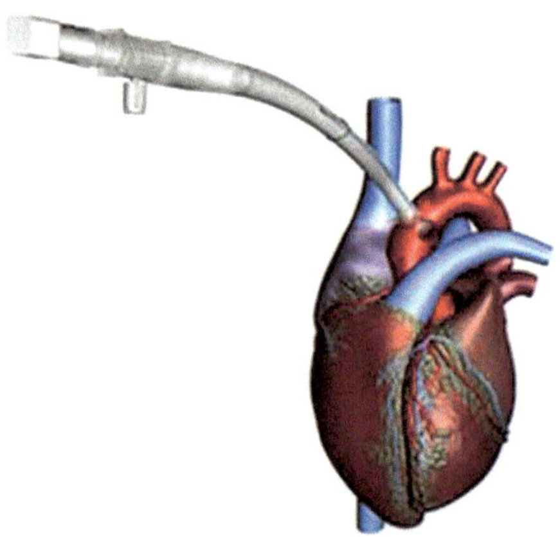

▢ Abb. 3.10 Arterielle Kanülierung der Aorta ascendens. (Mit freundlicher Genehmigung der Fa. Maquet)

schwerer peripherer arterieller Verschlusskrankheit (pAVK), tastbaren Aortenverkalkungen, radiologisch sichtbaren Aortenverkalkungen und sogar bei Patienten >50–60 Jahre (Beique et al. 1998). Eine besonders hohes Embolierisiko besteht bei einer Porzellanaorta, die sich in 1,2–4,3% der Fälle findet (Gaudino et al. 2000; Gillinov et al. 2000). Als Schutz gegen die gefährliche Embolie wurde das Embol-X-Glide-System entwickelt. Hierbei handelt es sich um eine Aortenkanüle mit einem 120 μm feinen Polyesternetz, das als Filter vor die Kanüle positioniert werden kann. Klinische Studien haben gezeigt, dass sich in 97% der Fälle Emboliematerial (im Mittel 5,6 Partikel mit einer Fläche von 3,8 mm^2) durch den Filter aufgefangen wurde (▶ www.edwards.com).

Venöse Kanülierungsstellen liegen am rechten Vorhof sowie an den Hohlvenen, an denen transmurale Nähte erfolgen. Werden die Herzhöhlen nicht eröffnet oder nur im Bereich des linken Herzens operiert, genügt eine sog. 2-Wege-Kanüle, die über das rechte Herzohr eingebracht wird und beide Hohlvenen dräniert. Soll die rechte Herzseite eröffnet werden oder liegt ein Shuntvitium vor, werden beide Hohlvenen separat kanüliert, mit einem Nabelbändchen umschlungen und über eine Drossel (Tourniquet) verschlossen. In beiden Hohlvenen sind rechtwinkelige Kanülen am wenigsten störend. Die Kanüle für die obere Hohlvene kann an der Basis des Herzohres, d. h. über den rechten Vorhof, eingebracht werden (lange Spitze möglich), die obere Hohlvene kann aber auch direkt kanüliert werden (kurze Spitze notwendig). In beiden Fällen muss darauf geachtet werden, dass der Sinusknoten nicht verletzt wird und die Tabaksbeutelnaht nach Entfernen der Kanüle zu keiner Stenosierung der oberen Hohlvene führt. Letzteres wird am besten durch eine längsovalär angelegte Tabaksbeutelnaht erreicht. Die optimale Kanülierungsstelle für die untere Hohlvene liegt 1 cm oberhalb des Zwerchfells, mehr lateral als anterior gelegen. Hier kann eine gewinkelte oder eine gerade Kanüle verwendet werden (◘ Abb. 3.11).

Eine Besonderheit ist eine persistierende linke obere Hohlvene, die sich bei 0,3–0,5% aller Menschen findet. Sie mündet üblicherweise in den Koronarsinus, dräniert aber in 10% der Fälle in den linken Vorhof. Das Vorliegen der Anomalie sollte abgeklärt werden, wenn keine oder nur eine kleine V. brachiocephalica oder ein ungewöhnlich großer Koronarsinus sichtbar ist. Besteht eine gute Verbindung zur oberen Hohlvene und ist diese ausreichend angelegt, kann die linke obere Hohlvene temporär okkludiert werden. Dies ist aber nicht möglich, wenn keine (40% der Fälle) oder nur eine kleine (ca. 33% der Fälle) V. brachiocephalica oder aber keine rechtsseitige obere Hohlvene (20% der

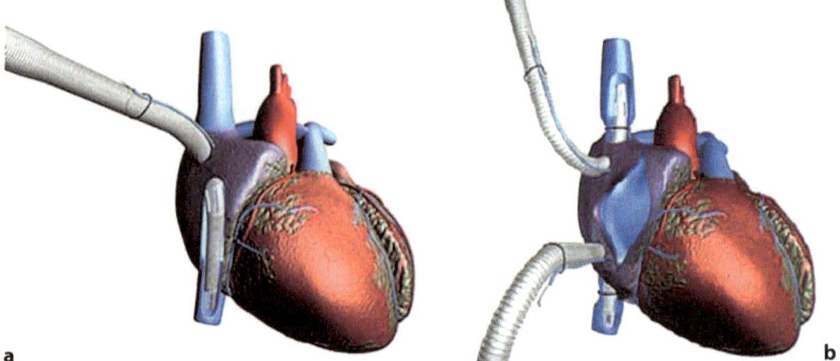

◘ Abb. 3.11a,b Venöse Kanülierung: 2-Wege-Kanüle (**a**) und separate Hohlvenenkanülierung (**b**). (Mit freundlicher Genehmigung der Fa. Maquet)

Fälle) angelegt ist (Hammon 2008). Eine Okklusion würde eine venöse Stauung verursachen, die zerebrale Schäden zur Folge haben kann. In solchen Fällen muss daher eine Kanülierung des Gefäßes erfolgen, entweder direkt (neben dem linken Herzohr) oder über den Koronarsinus (Harris et al. 1987). Eine retrograde Kardioplegiegabe ist den anatomischen Verhältnisse ebenfalls anzupassen.

Die Aortenkanüle wird eher klein gehalten, um die Schädigung der Aortenwand zu minimieren. Allerdings ist die Kanülenspitze stets die engste Stelle der Kanüle, sodass dort Drucksprünge, Jets und Verwirbelungen entstehen, welche die Aortenwand von innen schädigen, Atherome lösen und Hämolyse (ab 100 mmHg) verursachen können (▶ unten). Hinsichtlich der venösen Kanüle ist die Kanülengröße für eine optimale Dränage des Blutes besonders bedeutsam, weswegen venöse Kanülen eher groß gewählt werden. Gemäß dem Hagen-Poiseuille-Gesetz korreliert der Widerstand (bei laminarem Fluss) mit der Länge und 4-fach invers mit dem Radius der Kanüle. Aus diesem Grund ermöglicht eine kurze Kanüle mit großem Durchmesser den höchsten Pumpfluss (◘ Tab. 3.3).

Hintergrundinformation

Hagen-Poiseuille-Gesetz: $\text{Blutfuss} = \dfrac{\pi r 4 \Delta P}{8\eta 1}$

(r Radius, ΔP Druckdifferenz zwischen Anfang und Ende der Kanüle, η dynamische Viskosität des Blutes, l Länge der Kanüle)

▣ Tab. 3.3 Größe der arteriellen und venösen Kanülen (ohne Sog) in French (1 F = 1/3 mm Außendurchmesser)[a]

Körperoberfläche (m²)	Arteriell (French)	Venös (French)	
		2-Wege	Doppelt
1,0–1,2	18	40 × 32	24 × 26
1,3–1,4			26 × 28
1,5–1,6	20		28 × 30
1,7–1,8			30 × 32
1,9–2,0			32 × 34
2,1–2,2		46 × 34	34 × 36
2,3–2,6	24		36 × 36

[a]1 French = 1 Charriere (benannt nach Josephe Charrière, einem französischen Messerschmied, der chirurgische Instrumente entwickelte. Die Bezeichnung French, entstand in den USA, da die Amerikaner Schwierigkeiten haben, Charrière auszusprechen)

Auf der arteriellen Seite wird das Blut durch eine Pumpe gefördert, d. h. es müssen Strömungswiderstande in der Kanüle und im Schlauchsystem überwunden werden. In Abhängigkeit vom Pumpfluss steigt daher der Druck in der arteriellen Linie an. In der Praxis wird der notwendige Fluss eingestellt und der dadurch entstehende Druck gemessen. Drücke bis 300 mmHg werden in der arteriellen Linie toleriert. Eine Systematik der Druck-/Fluss-Verhältnisse im Kanülen- und Schlauchsystem über die sog. M-Zahl wurde von Montoya et al. beschreiben (Delius et al. 1992). Kleine Kanülen führen zu hohen Scherkräften, die die Blutzellen zerstören. Die kritischen Scherkräfte für eine mechanische Hämolyse sind nicht genau bekannt, Literaturangaben variieren zwischen 80 und 400 N/m². Die Grenzwerte für die Thrombozyten liegen deutlich niedriger bei ca. 10–35 N/m². Die Dränage des venösen Blutes erfolgt zumeist passiv, wobei der zentrale Venendruck (ZVD) und der hydrostatische Druck aufgrund des Höhenunterschieds zwischen Patient und venösem Reservoir als treibender Druck dienen (Heberprinzip). Bei bekannter

Blutviskosität (ca. 3 Centi-Poise) lassen sich so die notwendigen minimalen Kanülengrößen berechnen.

3.6.2 Periphere Kanülierung

Die periphere Kanülierung ist eine Alternative zur zentralen Kanülierung. Sie wird heutzutage bei Standardeingriffen mittels Sternotomie nicht mehr durchgeführt, außer bei Notfallsituationen wie schwerer Blutung, Herzstillstand und akuter Aortendissektion, bei Reoperationen und bei miminal-invasiven Eingriffen. In den letzten Jahren hat sich vor allem die Kanülierung der A. subclavia bei Aortendissektionen als sehr vorteilhaft erwiesen, da sie nur selten von der Dissektion betroffen ist. Meist wird die A. subclavia nicht direkt kanüliert, sondern eine Dacron-Gefäßprothese (Durchmesser 6–8 mm) end-zu-seit anastomosiert und die Kanüle dort eingeknotet. Verletzungen der V. subclavia und des Plexus brachialis sind hierbei möglich, insgesamt aber sehr selten. Außer den Subclaviagefäßen sind auch die Femoral- und die Iliakalgefäße sowie die V. jugularis interna zugänglich. Arteriell können kurze gerade Kanülen eingebracht werden; venös ist es wichtig lange Kanülen zu verwenden, die bis an den rechten Vorhof reichen, um ein Kollabieren der unteren Hohlvene und damit eine schlechte Dränage zu vermeiden.

Im Gegensatz zur intrathorakalen Kanülierung ist bei peripherer Kanüleneinlage mit einer einzelnen venösen Kanüle in der Regel kein totaler Bypass und damit auch keine komplette Unterstützung möglich. Peripher lassen sich nur etwa 80% des Blutvolumens ableiten, während 20% unverändert die Lunge passieren. Das bedeutet auch, dass das maximal mögliche Pumpvolumen niedriger liegt, als bei einer zentralen Kanülierung (ca. 3,5–4 l/min). Bei einer femoralen Perfusion bedeutet dies auch, dass das arterielle Blut nur etwa bis in Höhe des Aortenbogens gelangt und dann gegen das vom Herzen ausgeworfene Rest-Herzzeitvolumen (HZV) prallt.

Eine Verbesserung der venösen Dränage kann durch Sog erreicht werden, d. h. durch Anschluss einer Roller- oder Zentrifugalpumpe an die venöse Linie oder durch einen Vakuumanschluss an ein Hard-shell-Reservoir. Die Verwendung eines venösen Sogs zur Optimierung der Dränage hat mehrere Vorteile:
- Der rechte Vorhof und der rechte Ventrikel werden besser entleert.
- Es können um 25% kleinere Kanülen gewählt werden, was insbesondere bei einer peripheren Kanülierung vorteilhaft ist.

- Bei einer kleinen Eröffnung des rechten Vorhofs bleibt die EKZ nicht durch einen Luftblock stehen.
- Eingriffe an der Pulmonalarterie sind sogar mit einer 2-Wege-Kanüle möglich.

Nachteile sind eine vermehrte Luftaspiration und eine stärkere Hämolyse.

3.6.3 Kardioplegiegabe

Für die Zufuhr der Kardioplegielösung genügt im Prinzip eine einfache scharfe großlumige Kanüle. Alternativ können spezielle Kardioplegiekatheter über eine (Matratzen-)Naht fixiert werden. Sie weisen oftmals einen Seitenarm auf, der eine aortale Druckmessung unter Kardioplegiegabe, und später eine Dränage und eine Entlüftung der Aortenwurzel erlaubt. Bei retrograder Kardioplegiegabe wird ein Ballonkatheter ventral der venösen Kanüle über eine Tabaksbeutelnaht in den Koronarsinus eingebracht. Hierbei kann zwischen selbstblockbaren Kathetern, bei denen sich der Ballon von selbst bläht, und solchen, bei denen dies manuell mithilfe einer luftgefüllten Spritze erfolgt, gewählt werden. Das Einbringen des Kardioplegiekatheters ist einfach und selbst bei ausschließlicher Freilegung des rechten Herzens im Rahmen von Reeingriffen möglich (Tabaksbeutelnaht nicht zu tief anlegen, am besten etwa 5 cm oberhalb des Zwerchfells!). Besonders vorteilhaft ist die retrograde Kardioplegiegabe bei Eingriffen an der Aortenwurzel und bei koronaren Reoperationen. Die korrekte Lage des Katheters wird am einfachsten durch Palpation kontrolliert (der Ballon bzw. der Katheter lässt sich unterhalb des linken Herzohrs tasten). Nur in seltenen Fällen gelingt die Einlage eines Koronarsinuskatheters nicht. Dann liegt entweder ein Chiari-Netz vor – Reste der embryologisch vorhandenen großen rechten Klappen des Sinus venosus – das das Koronarsinusostium verlegt, oder das Ostium ist außergewöhnlich klein. Nach Initiierung der EKZ muss sich weiterhin ein Rückfluss über den Katheter trotz venöser Dränage und niedrigem ZVD zeigen. Während der retrograden Kardioplegiegabe kann das Herz auch etwas luxiert werden, wobei prall gefüllte Venen einschließlich der parallel zum Ramus interventricularis posterior verlaufenden V. cordis media sichtbar sein müssen (Abb. 3.12).

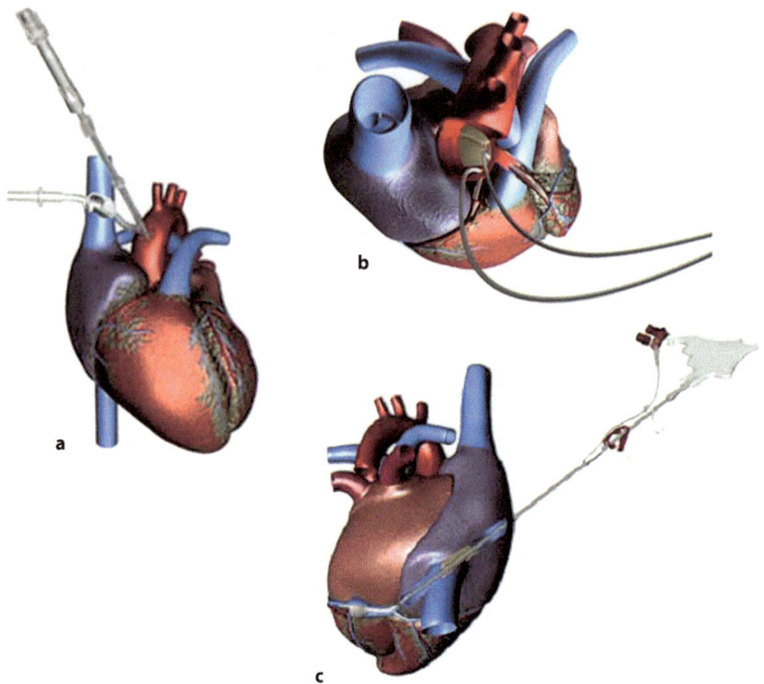

◘ **Abb. 3.12a–c** Antegrade Kardioplegiegabe in die Aortenwurzel (**a**) und direkt in die Koronarostien (**b**), retrograde Kardioplegiegabe über Koronarsinuskatheter (**c**). (Mit freundlicher Genehmigung der Fa. Maquet)

3.6.4 Venteinlage

Mit Institution der (normalerweise non-pulsatilen) Pumpe nimmt die Pulsatilität mit steigendem Pumpenfluss ab und sistiert schließlich im totalen Bypass bei völlig entleertem Herzen. Bei einem rechtsatrioaortalen Bypass füllt sich jedoch der linke Ventrikel auch im totalen Bypass, da Bronchialgefäße und Thebesische Gefäße dorthin dränieren. Das hat zur Folge, dass der Ventrikel intermittierend noch auswerfen muss oder das Herz bei abgeklemmter Aorta entlastet werden muss.

Die Ventkatheter besitzen häufig einen Mandrin oder eine formbare Metallverstärkung, welche die Platzierung erleichtern. Hauptindikation ist der links-

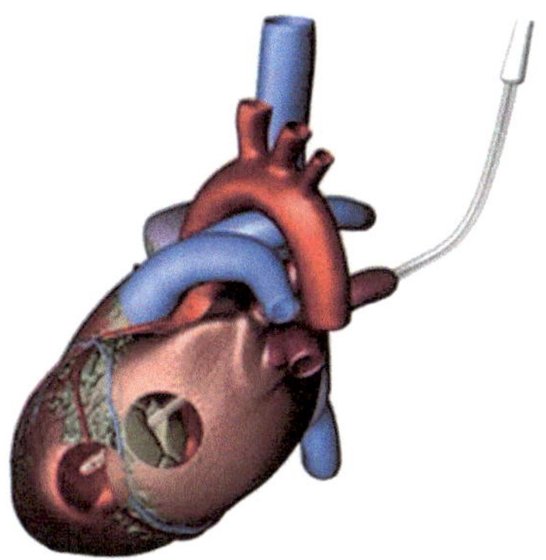

Abb. 3.13 Ventkathetereinlage über die rechte obere Lungenvene bis in den linken Ventrikel. (Mit freundlicher Genehmigung der Fa. Maquet)

seitige Klappenersatz und die linksventrikuläre Aneurysmaresektion. Hier wird das Operationsgebiet zunächst blutarm gehalten und später eine bessere Entlüftung ermöglicht. Standardzugang für den sog. Linksvent ist die rechte obere Lungenvene (**Abb. 3.13**). Alternativ kann, insbesondere in Notfallsituationen, eine Einlage in die Spitze des linken Ventrikels über eine Stichinzision erfolgen. Auch eine Venteinlage in den Pulmonalarterienhauptstamm ist möglich.

3.6.5 Schlauchsystem

Das Schlauchsystem verbindet die einzelnen Komponenten miteinander und mit dem Patienten. In der Regel sind die Komponenten individuell konfektioniert und vorkonnektiert, wodurch das Kontaminationsrisiko nahezu eliminiert werden kann. Das Schlauchsystem muss in seiner Länge so bemessen sein, dass ausreichend Abstand zum unsterilen Bereich der Herz-Lungen-Maschine besteht. Der Durchmesser soll groß genug sein, um den Flusswiderstand und die Scherkräfte, welche die Blutbestandteile schädigen, zu minimieren. Andererseits soll das Schlauchsystem aber auch möglichst kurz und der Durchmesser möglichst gering sein, um das Primingvolumen gering zu halten und hohe Druckgradienten über das Schlauchsystem zu vermeiden. Zumeist wird für die arterielle Linie ein 3/8"-Schlauch und für die venöse Linie ein 1/2"-Schlauch verwendet (**Tab. 3.4**).

◘ Tab. 3.4 Blutfluss durch einen 1 m langen Schlauch bei einem Perfusiondruck von 100 mmHg

Schlauchgröße (Zoll)	Blutfluss (l/min)
3/16	1,2
1/4	2,5
3/8	5,0
1/2	10,0

Die Schläuche sind wie die Kanülen transparent, um die Farbe des Blutes beurteilen und Luftblasen erkennen zu können. Die meisten Schlauchsysteme sind mittlerweile auch mit einer Heparinbeschichtung erhältlich. Dadurch kann eine weniger ausgeprägte Vollheparinisierung erfolgen, das Blutungsrisiko ist niedriger.

3.7 Offenes/geschlossenes System

Offen und geschlossen bezeichnen die Möglichkeit, das Reservoir im Bypasssystem während des Betriebs zu entlüften. Offene venöse Reservoire sind zumeist als sog. Hartschalenreservoire mit einem Entschäumer konstruiert. Durch Letzteren kann das System problemlos entlüftet werden. Bei einem Abfall des Blutspiegels ist eine Luftembolie möglich. Jedoch lässt sich dies mit einem Niveausensor, der bei einem Absinken des Blutspiegels alarmiert und die Herz-Lungen-Maschine automatisch stoppt, verhindern.

Geschlossene venöse Reservoire sind dagegen flexible, kollabierbare Beutel, an deren oberen Ende sich die Luft sammelt und wo diese über ein Ventil entfernt werden kann. Fällt der Blutspiegel ab, kollabieren die Wände des Beutels und verhindern so einen größeren Luftübertritt in den Patienten.

Welche das bessere System ist, konnte bislang noch nicht abschließend beurteilt werden. Nach wie vor sind beide Systeme erhältlich.

3.8 Anwendung der EKZ

Die Durchführung der EKZ folgt festen Regeln, jedoch sind innerhalb der Grenzen zahlreiche Variationsmöglichkeiten gegeben. Ursache dafür ist, dass die meisten Parameter empirisch festgelegt wurden und die individuelle Erfahrung bis heute eine große Rolle spielt.

3.8.1 Vorbereitung der EKZ

Als Erstes werden die einzelnen steril verpackten Komponenten der Herz-Lungen-Maschine zusammengefügt, was etwa 15 min in Anspruch nimmt. Die so fertige, aber noch »trockene« Herz-Lungen-Maschine kann bis zu 7 Tagen im Stand-by gehalten werden. Das Befüllen der Herz-Lungen-Maschine ist nicht einheitlich und erfolgt mit einer balancierten Elektrolytlösung. Mancherorts werden auch kolloidale Lösungen wie Humanalbumin, Haes und Dextran zugegeben, um den Abfall des osmotischen Drucks und die damit verbundene extrazelluläre Wassereinlagerung möglichst gering zu halten. Ein eindeutiger Vorteil für die Verwendung kolloider Lösungen konnte jedoch nicht nachgewiesen werden. Zur Eliminierung der Luft wird das eingefüllte Priming ausreichend rezirkuliert. Das Füllvolumen beträgt etwa 1/3 des Blutvolumens des Patienten, d. h. der Hämatokrit sinkt mit Beginn der EKZ auf etwa 2/3 ab. Bei hypothermen Perfusionsverhältnissen wird der Hämatokrit zumeist noch weiter abgesenkt. Allerdings besteht kein Konsensus über den optimalen Hämatokritbereich. Nach dem Priming muss die Herz-Lungen-Maschine innerhalb von 8 h verwendet werden.

Vor dem Start der EKZ erfolgt eine ausreichende Heparingabe. Bei Verwendung einer normalen Herz-Lungen-Maschine werden 300–400 IE/kg entsprechend einer Vollheparinisierung appliziert (▶ Kap. 2), bei heparinisierten (geschlossenen) Systemen genügt in der Regel ein Drittel bis die Hälfte. Darüber hinaus werden dem Priming der Herz-Lungen-Maschine 2500–10000 IE zugefügt, um Gerinnungskomplikationen dort vorzubeugen. 2–5 min nach Heparingabe erfolgt zunächst eine Gerinnungskontrolle mittels ACT (»activated clotting time«) ehe die EKZ initiiert wird. Während der gesamten Perfusionsdauer sollte eine ACT von 350–450 s angestrebt werden. Sie wird daher regelmäßig, z. B. alle 30 min, kontrolliert.

3.8.2 Monitoring der EKZ

Während der EKZ müssen die Herz-Kreislauf-Funktion, der Gasaustausch und der Säure-Basen-Haushalt nicht nur durch den Anästhesisten, sondern auch durch den Kardiotechniker überwacht werden. Aus diesem Grunde muss der Kardiotechniker stets ein Auge auf den Überwachungsmonitor haben, um neben dem EKG den arteriellen Mitteldruck, den zentralvenösen Druck, die arterielle Sättigung und die Körpertemperatur(en) ablesen zu können. Bei komplexen Eingriffen können weitere Messparameter wie z. B. der linksatriale Druck hinzukommen. Zusätzlich ist auf eine ausreichende Urinproduktion von 0,5–1 ml/kg/h während der EKZ zu achten. Ist diese nicht ausreichend, sollte zunächst der Pumpenfluss gesteigert werden ehe Diuretika zum Einsatz kommen.

An seiner Konsole überwacht der Kardiotechniker den Pumpfluss und die Liniendrücke sowie die Füllung des Reservoirs, um eine regelrechte Perfusion zu gewährleisten. Die gewählten arteriellen Mitteldrücke und Flussraten orientieren sich am Grad der Hypothermie, Letztere und die Kardioplegiemenge an der Art des durchzuführenden Eingriffs (▶ Kap. 2). Die wichtigsten Messparameter werden in einem Kardiotechnikerprotokoll festgehalten (▶ Anlage). Nur im Zusammenspiel mit dem Anästhesisten und dem Herzchirurgen und unter Berücksichtigung aller Messparameter ist eine optimale extrakorporale Perfusion möglich und lassen sich Komplikationen vermeiden bzw. frühzeitig erkennen und beheben (◻ Tab. 3.5).

3.8.3 Beendigung der EKZ

Nachdem die geplanten Maßnahmen am Herzen durchgeführt wurden, kann der Patient von der EKZ entwöhnt werden. Hierzu muss der Patient wieder auf mindestens 34°C aufgewärmt sein und der Intravasalraum bzw. das Herz durch Drosselung des venösen Abflusses aufgefüllt werden. Die Kontraktilität des Myokards wird durch den Chirurgen visuell und durch den Anästhesisten mithilfe der transösophagealen Echokardiografie beurteilt. Ist die Kontraktilität inadäquat, muss diese durch die Applikation geeigneter Medikamente, z. B. Katecholamine oder Phosphodiesterasehemmer, gesteigert werden. Gegebenenfalls kann zur Besserung der Herzleistung ein Vorhofflimmern durch Kardioversion in einen Sinusrhythmus überführt und ein bradykarder Eigenrhythmus

◼ Tab. 3.5 Überwachung der EKZ

Überwachungsparameter	
EKZ	Pumpfluss, Liniendrücke, Bubble-Sensor, Gasmonitor, Temperaturen, Kardioplegiesteuerung
Herz-Kreislauf-Funktion	Blutdruck, ZVD
Gasaustausch	pO_2, pCO_2, O_2-Sättigungen, Hb, Hkt
Säure-Basen-Haushalt	pH, Elektrolyte
Nierenfunktion	Ausscheidung
Gerinnung	ACT
Myokardprotektion	EKG
Metabolismus	Körpertemperatur(en), Laktat

ACT »activated clotting time«, EKG Elektrokardiogramm, Hb Hämoglobin, Hkt Hämatokrit, pCO_2 Kohlendioxidpartialdruck, pO_2 Sauerstoffpartialdruck, ZVD zentraler Venendruck.

durch eine (Vorhof-)Schrittmacherstimulation gesteigert werden. Bei einer schwer eingeschränkten linksventrikulären Pumpfunktion hilft eine biventrikuläre Stimulation und/oder eine intraaortale Ballonpumpe, bei einer Rechtsherzproblematik infolge eines pulmonalen Hypertonus ist eine Beatmung mit Stickoxid (NO) (bis zu 30 ppm) oder eine Iloprost-Vernebelung günstig.

Mit Erreichen normotensiver pulsatiler Blutdruckwerte wird der Fluss der Herz-Lungen-Maschine schrittweise reduziert und diese schließlich abgestellt. Nach Beendigung der EKZ und venöser Dekanülierung erfolgt bei stabilen Kreislaufverhältnissen die Heparinantagonisierung durch Protamin, zumeist im Verhältnis 1:1, wodurch sich die ACT sich auf Werte <130 s normalisiert. Im Gegensatz zum Heparin erfolgt beim Protamin keine Bolusgabe, sondern eine Kurzinfusion über 5 min. Zu schnelle Protamingaben können zu einer sog. Protaminreaktion führen, die sich in einer lebensbedrohlichen pulmonalen Vasokonstriktion und einem ausgeprägten Lungenödem äußern kann. Darüber hinaus wird versucht, das in der Herz-Lungen-Maschine noch vorhandene Blut über die arterielle Kanüle zu retransfundieren, wenn nötig unter medikamentöser Vasodilatation. Nach Gabe der halben Protamindosis bzw. nach arterieller Dekanülierung können die Maschinensauger nicht mehr verwendet werden; das übrig gebliebene Blut im »Cell Saver« wird gewaschen und durch den Anästhesisten retransfundiert.

3.8.4 Narkose über die EKZ

Während der EKZ können auch volatile Anästhetika über die Herz-Lungen-Maschine dem Patienten zugeführt werden, wenn die Gasaustauschmembran des Oxygenators dafür permeabel ist (Die Diffusionsmembranen aus Polymethylpenten sind nicht geeignet!) (Philipp et al. 2002). Die am häufigsten verwendeten volatilen Anästhetika Sevofluran, Isofluran und Desfluran fluten rasch an, erlauben eine zuverlässige Narkose ohne hämodynamische Kompromittierung und klingen nachfolgend wieder rasch ab. Da sie somit eine sichere und gut führbare Narkose erlauben, werden die volatilen Anästhetika seit Jahren im Rahmen kardiochirurgischer Eingriffe eingesetzt. Die Verwendung der Narkosegasverdampfer an den Herz-Lungen-Maschinen ist jedoch rechtlich nicht unbedenklich, da Herz-Lungen-Maschinen mit integrierten Narkosegasverdampfern bisher nicht kommerziell erhältlich sind und die von den Kliniken selbst hergestellten Systeme von der zuständigen Begutachtungsstelle abgenommen werden müssen, sofern sie nicht bereits begutachteten Systemen entsprechen (Redel et al. 2008). Im Vergleich zur rechtlich unbedenklichen total intravenösen Anästhesieführung zeigen sich die volatilen Anästhetika vorteilhaft, da sie die Toleranz der Organe gegenüber schädigenden Einflüssen erhöhen. Am Herz wirken sie kardioprotektiv durch eine sog. Anästhesie-induzierte Präkonditionierung, am Gehirn mindern sie die zerebrale Minderdurchblutung während der Herzoperation (De Hert et al. 2005). Eine kürzliche Metaanalyse hat gezeigt, dass volatile Anästhetika zudem die Herzleistung verbessern und den Bedarf an inotropen Substanzen und die Beatmungsdauer vermindern (Symons u. Myles 2006).

3.8.5 Hämofiltration an der EKZ

In zunehmendem Maße werden Patienten mit fortgeschrittener oder terminaler Niereninsuffizienz mithilfe der Herz-Lungen-Maschine operiert. In solchen Fällen ist eine ausreichende Ausscheidung des zugeführten Volumens durch den Patienten während und nach dem Eingriff nicht möglich. Um eine Überwässerung zu verhindern, kann – ebenso wie bei primär überwässerten Patienten – ein Hämofilter in den Kreislauf der Herz-Lungen-Maschine integriert werden. Der Hämofilter wird in die arterielle Linie hinter der Pumpe eingesetzt und scheidet über eine hochpermeable Membran ein Ultrafiltrat ab, ähnlich dem Filtrat im nativen Glomerulus. Die Auslassseite des Hämofilters wird mit der venösen Linie verbunden.

3.9 Probleme und Komplikationen

Probleme und Komplikationen können sich seitens der Kanülen bzw. Schlauchsysteme, der Heparinisierung und bei unerwarteten kardialen Befunden ergeben.

Aortale Kanülierung Die aortale Kanülierung ist normalerweise technisch einfach durchzuführen. Bei einer Malpositionierung kann die Kanülenspitze in oder an der Aortenwand anliegen, oder Richtung Aortenklappe weisen. Eine dünne Aortenwand kann einreißen, im schlimmsten Fall sogar eine Aortendissektion entstehen. Letztere ist zumeist direkt an einer bläulichen Verfärbung der Aorta zu erkennen, mithilfe des TEE kann die Diagnose verifiziert werden. Ein sofortiger Aortenersatz ist notwendig, wobei die Letalität hoch ist. Bei arteriosklerotisch veränderter Aortenwand (hohe Korrelation mit Carotisstenose und pAVK!) können sich Kalkablagerungen lösen und embolisieren. In einigen Institutionen wird daher bei ausgeprägter Arteriosklerose ein epiaortaler Ultraschall durchgeführt (▶ oben). In der Koronarchirurgie kann alternativ auch auf ein Offpump-Verfahren ausgewichen werden. Luftembolien können durch eine sorgfältige Entlüftung der Aortenkanüle verhindert werden.

Venöse Kanülierung Die Einlage der venösen Kanüle kann bei zerreißlicher Wandqualität zu erheblichen Blutungen, aber auch zu Luftaspirationen, führen. Gelangt zu viel Luft in den venösen Schenkel entsteht ein Luftblock, d. h., das venöse Blut fließt nicht ab und die Herz-Lungen-Maschine bleibt stehen. Eine schnelle Entlüftung ist notwendig, z. B. durch Kopftieflage, Kompression der Leber oder durch Initiierung eines Sogs. Durch die Reparaturnähte (wie auch durch die Kanülierungsnähte) können zentrale Venenkatheter gefangen und die Hohlvenen obstruiert werden. Bei einer Fehllage der Kanüle kann die venöse Dränage inadäquat werden und eine venöse Stase entstehen. Weitere Ursachen für einen schlechten venösen Rückfluss können zu kleine oder verlegte Kanülen und auch eine Hypovolämie sein.

Periphere Kanülierung Bei peripherer Kanülierung, insbesondere femoral, sind viele Komplikationen möglich wie z. B. distale Ischämie, Gefäßwandeinriss, Dissektion, postoperative Stenosierung, Thrombose, Lymphfistel und Infektion. Die Beinischämien sind besonders problematisch, vor allem bei längeren Eingriffen und bei schlechter Gefäßsituation. In solchen Fällen ist die Verwendung eines Gefäßstutzens oder eine selektive distale Perfusion über einen Seitenarm der arteriellen Kanüle empfohlen.

Aortenklappeninsuffizienz Kommt es unter der EKZ zu einer Überdehnung des linken Ventrikels liegt zumeist eine Aortenklappeninsuffizienz vor. Ein identisches Bild kann aber auch durch einen offenen Ductus Botalli verursacht werden. Zunächst empfiehlt es sich, das Herz manuell zu komprimieren, eventuell kann auch die Herz-Lungen-Maschine kurz angehalten werden. Balloniert das Herz erneut, empfiehlt sich eine schnelle Venteinlage, am besten durch die Herzspitze. Auch eine Flussreduktion ist möglich. Unter Umständen sollte die Aorta schnell abgeklemmt und eine intrakoronare oder retrograde Kardioplegiegabe durchgeführt werden.

Geringer Perfusionsdruck Ein Abfall des Perfusionsdrucks unter der Kardioplegiegabe ist normal. Wird aber nach Beendigung der Kardioplegie kein adäquater Perfusionsdruck erzeugt, müssen Vasopressoren, z. B. Noradrenalin, kurzzeitig eingesetzt werden.

Katecholamindosierung Zeigt das Herz beim Abgehen von der Herz-Lungen-Maschine nur unter einer (relativ) hohen Katecholamindosierung eine ausreichende Kontraktilität, ist die transösophageale Kontrolle der Pumpfunktion und der Füllung des Herzens sinnvoll. Ggf. ist die Insertion einer intraaortalen Ballonpumpe hilfreich, um den Katecholaminbedarf zu senken und daraus resultierende Sekundärkomplikation zu vermeiden. Auch kann die Einlage eines linksatrialen Katheters zur besseren Überwachung der linksseitigen Vorlast erfolgen. Führen die Katecholamine zu einer pulmonalen Hypertension, können sie dann über den linksatrialen Katheter appliziert werden, wodurch die pulmonalvaskulären Nebenwirkungen sinken. Das rechte Herz kann zusätzlich durch Prostaglandine oder eine NO-Inhalation entlastet werden. Alternativ oder additiv ist eine Verwendung von Phosphodiesterasehemmern zu überlegen, die ebenfalls den pulmonalen Widerstand senken.

Blutungsneigung Einer diffusen Blutungsneigung nach Beendigung der EKZ kann durch Gabe von Blutkonserven, Frischplasmen und Thrombozytenkonzentraten entgegengewirkt werden. Alternativ ist auch eine Bestimmung und Substitution der wichtigsten Gerinnungsfaktoren möglich – dieser Therapiealgorhythmus hat bislang jedoch noch kaum Verbreitung gefunden. Besonders vorteilhaft erschien der routinemäßige Einsatz des Fibrinolysehemmers Aprotinin (Trasylol), das eine Plasmin- und Kallikreinhemmung bewirkt und auch die Thrombozytenmembran stabilisiert. Aufgrund einer (leicht) erhöhten Inzidenz von akutem Nierenversagen ist Aprotinin mittlerweile jedoch nicht mehr zugelassen (Mangano et al. 2006). Ersatzweise wird nun häufig Tranexamsäure verwendet, das aber weniger effektiv ist und für das (ebenfalls) verschiedene Dosisprotokolle existieren. Liegt eine ausgeprägte Thrombozytenfunktionsstörung vor, kann ein Vasopressinanalog (1-Amino-8-D-Arginin-Vasopressin, Minirin) appliziert werden. Jedoch ist auch dieses mittlerweile umstritten, da große Reviews nur bei exzessiven Blutungen eine Minderung der Blutverluste zeigten, wobei sich der Transfusionsbedarf nicht unterschied.

Bei anhaltenden großen Dränageverlusten empfiehlt es sich, das Blut in einem Reservoir zu sammeln und mit dem CATS-System unmittelbar zu waschen und zu retransfundieren – eine der wenigen Maßnahmen, die auch von den Zeugen Jehovas akzeptiert wird.

Miniaturisierte Herz-Lungen-Maschine

In den 1990er Jahren wurden Nebenwirkungen der EKZ zunehmend diskutiert. Infolgedessen wurde die Koronaroperation am schlagenden Herzen (»offpump coronary artery bypass«, OPCAB) und ein Ende der Herz-Lungen-Maschine bei der Koronarchirurgie propagiert. Bald zeigte sich jedoch, dass der technischen Herausforderung nicht jeder Herzchirurg gewachsen war und die OPCAB-Chirurgie keine besseren Ergebnisse lieferte als das konventionelle Verfahren. Trotzdem blieb der Wunsch nach einem weniger traumatischen Operationsverfahren. So entstand die minimierte EKZ als Mittelweg zwischen OPCAB und konventioneller Operationstechnik (Albes 2008). Sie verbindet den Sicherheitsstandard einer EKZ mit einer minimierten Nebenwirkungsrate.

Bei der miniaturisierten Herz-Lungen-Maschine (◘ Abb. 4.1) handelt es sich nicht nur um eine verkleinerte Herz-Lungen-Maschine, sondern um ein neues Konzept zur EKZ. Das Ziel ist eine volumenkonstante Perfusion mit einer geringeren Blutschädigung, einer reduzierten Hämodilution, weniger postoperativen Entzündungsreaktionen (»systemic inflammatory response syndrome«, SIRS), einem geringeren Bedarf an Blutprodukten und letztendlich einer schnelleren Genesung. Bei den ersten Mini-EKZ-Systemen wurde die Standard-Herz-Lungen-Maschine bis auf ein Minimum abgespeckt, d. h., es wurden die Sauger und das venöse Reservoir weggelassen und die Schläuche verkürzt. Als Pumpe wurde (und wird noch immer) eine Zentrifugalpumpe, als Oxygenator zumeist ein solcher mit geringem Durchflusswiderstand und Primingvolumen verwendet. Einige Systeme sind vollständig biokompatibel, d. h., einschließlich der Schläuche mit Heparin oder anderen Beschichtungsverfahren versehen. Ein Wärmegerät kann wegfallen, da der Wärmetauscher obligater und integraler Bestandteil eines jeden Oxygenators ist. Luftblasenfallen sind nur partiell vorhanden. Für die Kardioplegie kann bei den minimierten EKZ nur ein niedrig-volumiges Verfahren eingesetzt werden. Üblicherweise wird arterielles Blut abgezweigt, mit Kalium angereichert und nachfolgend wieder in den venösen Gesamtkreislauf eingespeist (Calafiore-Verfahren). Einen Maschinensauger wie bei einer konventionellen Herz-Lungen-Maschine gibt es nicht. Das Saugerblut wird nicht rezirkuliert, sondern über einen »Cell Saver« aufgearbeitet, um das System geschlossen halten zu können (Das Saugerblut ist ein Hauptaktivator der inflammatorischen Antwort).

All diese Maßnahmen sind nicht neu, ergeben in ihrer Kombination aber ein völlig neues Prinzip der EKZ. Das grundsätzliche Anwendungsgebiet ist die Koronarchirurgie, da hierbei keine Herzhöhlen eröffnet werden. Ein Aortenklappenersatz und eventuell auch eine Ventrikelaneurysmaresektion sind

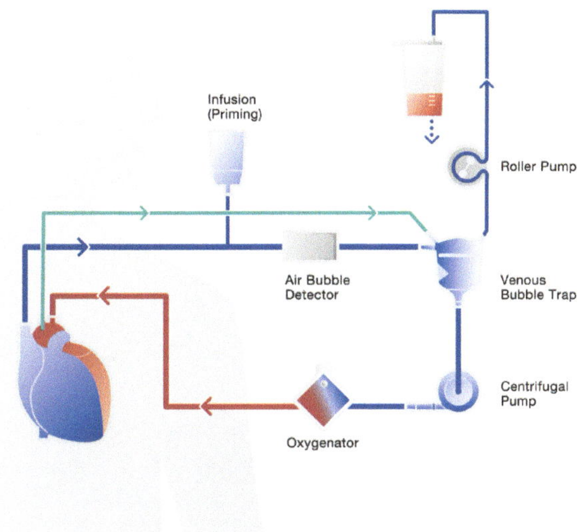

□ Abb. 4.1 Prinzip der Mini-EKZ (MECC-System). (Mit freundlicher Genehmigung der Fa. Maquet)

ebenfalls mithilfe der miniaturisierten Herz-Lungen-Maschine möglich. Die technische Durchführung bedarf jedoch einiger Modifikationen und die eigentliche Idee, den Blutluftkontakt zu unterbinden, wird hier teilweise wieder aufgehoben.

Kommerziell sind verschiedene Mini-EKZ-Systeme erhältlich. Hierbei kann eine miniaturisierte Herz-Lungen-Maschine sowohl aus Einzelkomponenten zusammengesetzt als auch als Komplettset erworben werden. Entsprechend der unterschiedlichen technischen Ausstattung ist auch der Betrieb der einzelnen Systeme verschieden, wobei ein Optimum jedoch kaum zu definieren ist.

4.1 MECC-System (Fa. Maquet)

Das MECC-System der Fa. Maquet (□ Abb. 4.2) wurde Ende der 1990er Jahre entwickelt und war das erste Mini-EKZ-System, das kommerziell erhältlich war. Es besteht aus der Rotaflow-Zentrifugalpumpe, dem Quadrox-D-Oxyge-

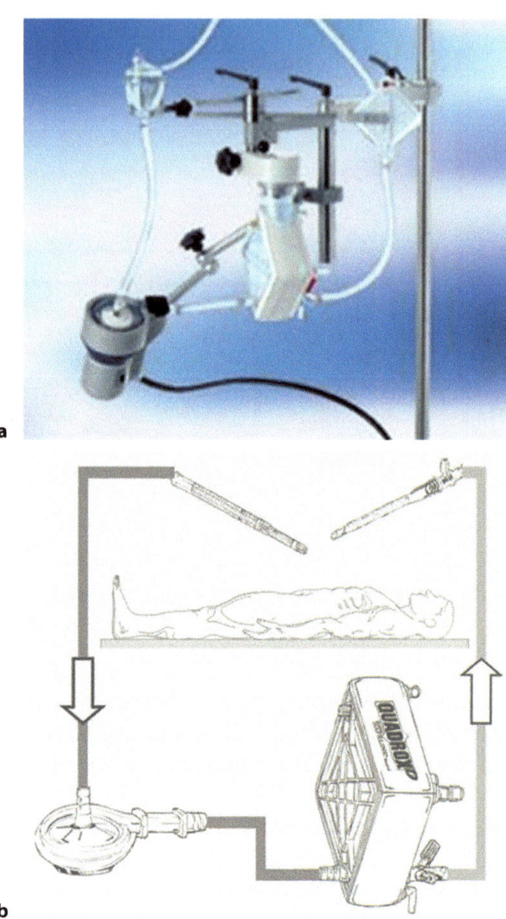

Abb. 4.2a,b MECC-System. **a** MECC Set-up, **b** MECC-Schema. (Mit freundlicher Genehmigung der Fa. Maquet)

nator (Diffusionsmembran) und einer (fakultativ verwendeten) venösen Blasenfalle, die eine unerwünschte Zirkulation von Luftbläschen verhindert. Alle Bestandteile des Systems sind mit der Heparinbeschichtung Bioline ausgestattet, sodass auch ein kurzfristiger Einsatz des Systems ohne Vollheparinisierung möglich ist. Dies ist besonders vorteilhaft bei Patienten mit hohem Blutungsri-

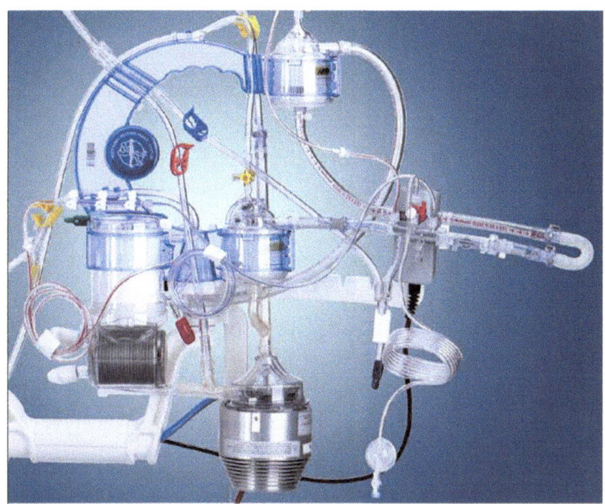

◘ Abb. 4.3 Resting-Heart-System. (Mit freundlicher Genehmigung der Fa. Medtronic)

siko. Der arterielle Quart-Filter kann optional in das System integriert werden, erhöht aber das notwendige Primingvolumen ebenso wie die venöse Blasenfalle um etwa 25%. Das Befüllen des Systems beansprucht nur ca. 1–2 min.

Die Rotaflow-Pumpe kann etwa 4,0–4,5 l/min pumpen und hat ein Primingvolumen von 32 ml. Der Quadrox-Oxygenator weist eine Membranoberfläche von 2,4 m^2 auf, und erfordert ein Primingvolumen von 250 ml.

Der Vorteil des MECC-Systems besteht darin, dass auf Blasenfalle und arteriellen Filter problemlos verzichtet werden kann, wodurch sich das Primingvolumen auf etwa 500 ml reduzieren und sich die Hämodilution somit extrem minimieren lässt. Dies ist mit keinem anderen Mini-EKZ-System möglich.

4.2 Resting-Heart-System (Fa. Medtronic)

Das Resting-Heart-System der Fa. Medtronic (◘ Abb. 4.3) ist ein Komplettset und basiert auf der Bio-Pump-Plus, einer Zentrifugalpumpe, in Verbindung mit einem Membranoxygenator. Das gesamte System ist »tip-to-tip« mit Heparin (Fa. Carmeda) beschichtet. Die Bio-Pump-Plus kann 1–6 l/min pumpen. Der Oxygenator weist eine Membranoberfläche von 2,5 m^2 auf und hat ein Primingvolumen von 250 ml. Eine Besonderheit ist das »Affinity Venous Air Removal Device« (VARD). Über zwei Ultraschalldetektoren werden Luftbläschen erfasst, audiovisuell gemeldet und automatisch entfernt. Zusätzlich ist ein 38-µm-Filter im VARD integriert.

Der Vorteil liegt in einem durch perfekte Blasenelimination gut abgesicherten System. Das »active air removal device« funktioniert gut, Mikrobläschen sind fast nicht nachweisbar. Nachteilig ist das große Primingvolumen von 1400 ml, das dem einer normalen EKZ entspricht bzw. sogar darüber liegt, sodass die Vorteile der miniaturisierten Systeme hinsichtlich Hämodilution und Inflammation dadurch nicht bestehen.

4.3 Synergy-Mini-Bypass-System (Fa. Sorin)

Das Synergy-System (■ Abb. 4.4) der Fa. Sorin ist ein voll integriertes Komplettsystem und beinhaltet in einem Gehäuse neben einer Zentrifugalpumpe und einem mikroporösen Polypropylenoxygenator (Membranoberfläche

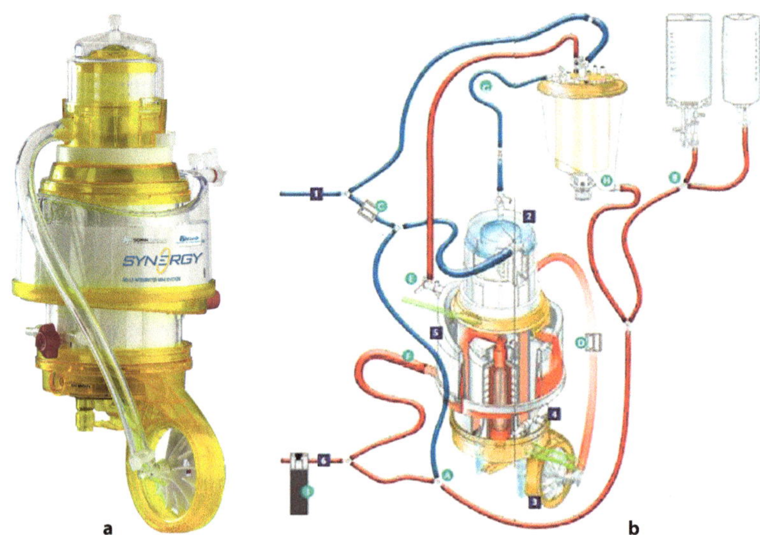

■ **Abb. 4.4a,b** Pures Synergy-Mini-Bypass-System (**a**), Voll-EKZ-System (**b**). (Mit freundlicher Genehmigung der Fa. Sorin Group)

2,0 m^2) einen arteriellen Filter, eine venöse Blasenfalle und eine Wärmeaustauscheinheit. Der maximale Pumpenfluss der Zentrifugalpumpe wird mit 8 l/min angegeben. Durch die kompakte Bauweise liegt das Primingvolumen des Kompaktsystems bei nur 680 ml, wozu aber noch das Schlauchsystem addiert werden muss. Ein »air purge system« zur automatischen Elimination von Luftblasen kann optimal in das System integriert werden.

Das Synergy-System unterscheidet sich somit von den vorgenannten Systemen durch seine Kompaktbauweise. Ein weiterer Vorteil liegt in der Möglichkeit, das geschlossene System mit wenigen Handgriffen in ein normales offenes System mit einem Reservoir konvertieren zu können.

4.4 ROC-Safe-System (Fa. Terumo)

Das ROC-Safe-System der Fa. Terumo (◘ Abb. 4.5) ist ein geschlossenes Perfusionssystem, das ebenfalls für die Koronarchirurgie entwickelt wurde, und durch ein Zusatzmodul auch andere Eingriff zulässt. Es besteht aus einer Zentrifugalpumpe mit einem Maximalfluss von 6 l/min und einem mikroporösen Polypropylenoxygenator mit einer Oberfläche von 1,8 m^2 sowie einer Wärmetauschereinheit. Eine venöse Luftblasenfalle eliminiert die größeren Luftblasen, ein arterieller Filter die Mikrobläschen. Ein Ultraschalldetektor reduziert zudem bei Lufteintritt die Pumpleistung und führt schließlich automatisch zu einer Abklemmung des venösen Schlauchs. Das gesamte Perfusionskit ist mit dem biokompatiblem X-coating beschichtet.

Den »Sicherheiten« der venösen Blasenfalle und des arteriellen Filters steht der Nachteil des großen Primingvolumens gegenüber, das zu einer erheblichen Hämodilution führt. Durch ein retrogrades autologes Füllen kann das Primingvolumen besser reduziert werden.

4.5 Modifikation für die Aortenklappenoperation

Eine Aortenklappenoperation mittels Mini-EKZ wurde schon mit mehreren Systemen durchgeführt. Die Kanülierung von Aorta und rechtem Vorhof erfolgt standardmäßig, die Kardioplegiegabe ante- und/oder retrograd mit Blutkardioplegie. Problematisch ist es, die Aortenwurzel blutleer zu halten. Da ein normaler Ventkatheter im linken Vorhof große Mengen Luft aspirieren und

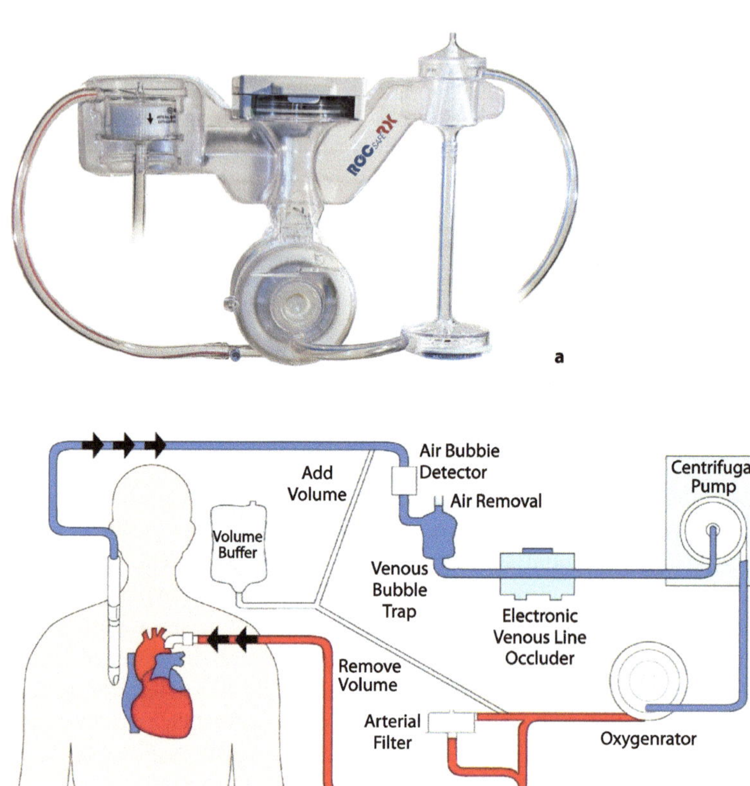

◘ Abb. 4.5a,b ROC-Safe-System. **a** ROC-Safe-Modul, **b** Aufbauschema. (Mit freundlicher Genehmigung der Fa. Terumo)

so einen Luftblock verursachen kann, wird dieser bei offener Aorta im kardioplegischen Herzstillstand nicht benutzt. Stattdessen wird ein (zweiter) Ventkatheter in die Pulmonalarterie eingebracht, über den die pulmonale Strombahn und konsekutiv auch das linke Herz weitgehend blutleer gehalten werden kann. Alles Blut, das die Vents auffangen, wird über einen Vacuumbeutel oder einen »Cell Saver« aufgenommen und unmittelbar über die venöse Linie dem Patienten wieder zugeführt (Castiglioni et al. 2007; Colli et al. 2009). Daher wird das für die Aortenklappenchirurgie verwandte System bisweilen auch als »halbgeschlossen« bezeichnet. Trotz des vermehrten Aufwands kann der Aortenklappenersatz mittels Mini-EKZ auch über eine Ministernotomie durchgeführt werden.

4.6 Funktionelle Unterschiede zwischen Mini-EKZ und Standard-EKZ

Der Einsatz einer Mini-EKZ ist dem einer Standard-EKZ sehr ähnlich, es ergeben sich jedoch einige funktionellen Unterschiede bedingt durch den unterschiedlichen Aufbau der Systeme:

- Das Schlauchsystem einer Mini-EKZ ist zumeist kürzer als das einer Standard-EKZ, deswegen muss die Mini-EKZ sehr nahe am Operationstisch platziert werden. Die Heparinbeschichtungen und die biokompatiblen Oberflächen, die bei konventionellen Herz-Lungen-Maschinen kaum Anwendung finden, erscheinen aufgrund der geringeren Heparinisierungsnotwendigkeit vorteilhaft, eine wissenschaftliche Evidenz besteht dafür aber kaum.
- Die Mini-EKZ sind geschlossene Systeme, daher muss zu Bypassbeginn die Luft komplett auch aus der venösen Linie eliminiert werden. Luftblasenfallen sind – sofern vorhanden – meist nur für minimale Restluftmengen geeignet.
- Das Prinzip des geschlossenen Systems beinhaltet auch, dass störende Rückblutungen aus dem Koronarsystem nicht beliebig durch Sog am aortalen Vent beseitigt werden können, da bei hohem Sog retrograd über den aortalen Vent Luftblasen ins System gelangen. Bei einem unübersichtlichen Koronarsitus durch Rückblutungen über die eröffneten Koronargefäße ist der Einsatz einer Koronarsonde, eines Shunts oder einer Blowers bisweilen sinnvoll bzw. notwendig.
- Das Hauptproblem beim Einsatz der Mini-EKZ ist die chirurgische Blutung. Hierbei kann eine kritische Hypovolämie entstehen, die die extrakorporale Perfusion zusammenbrechen lässt, da eine unmittelbare Retransfusion des über den »Cell Saver« aufgefangenen Bluts nicht möglich ist. Die Blutverluste müssen über Transfusionen von Blutprodukten ersetzt werden, während das abgesaugte Blut über den »Cell Saver« gewaschen werden muss, ehe es retransfudiert werden kann. Aus diesem Grund sind alle Eingriffe am eröffneten Herzen per se ungeeignet. Einzig das Synergy-System kann mit einigen Handgriffen in ein offenes System mit Reservoir konvertiert werden.

- Wirkt die Pumpe bei einer MECC/ECMO direkt auf die venöse Linie, muss darauf geachtet werden, dass kein exzessiver Sog entsteht. Hohe negative Drücke erzeugen Bläschen durch Kavitation, die wiederum zu einer Hämolyse führt (Camboni et al. 2009a). Das Gewebe des rechten Vorhofs und der V. cava inferior wird die Kanüle gesogen, sodass dort eine Endothelschädigung resultiert und das Risiko einer Luftaspiration und eines nachfolgenden Luftblocks steigt. Bei einer normalen Herz-Lungen-Maschine ist Letzteres wenig bedeutsam, da die venöse Leitung in einem Reservoir mündet und die Luftblasen nach oben wegsteigen. Zudem kann das Reservoirvolumen zur kurzfristigen Aufrechterhaltung der Kreislauffunktion noch transfundiert werden. Im Gegensatz dazu ist ein Luftblock bei einer Mini-EKZ eine schwerwiegende Komplikation, da er nicht so einfach wie bei einer Standard-EKZ behoben werden kann.

4.7   Ergebnisse

Obwohl sich zwischen klassischer Herz-Lungen-Maschine und Mini-EKZ Unterschiede bei zahlreichen Messparametern finden, sind die Vor- und Nachteile der beiden EKZ-Systeme relativ gering. Da die große Heterogenität der Mini-EKZ-Systeme die Interpretation der vergleichenden Analysen weiter erschwert, sind Einzelstudien nur bedingt aussagekräftig. Kürzlich untersuchte jedoch eine Metaanalyse die randomisierten Vergleiche beider Systeme (Biancari u. Rimpilainen 2009). In diesen Studien wurde gezeigt, dass Mini-EKZ-Systeme zu einer geringeren Hämodilution, weniger postoperativem Dränageverlust, geringerem Transfusionsbedarf, schnellerer Extubation, geringerem postoperativen Pumpversagen, geringeren Serumkreatininwerten, höheren Thrombozytenzahlen, niedrigerem C-reaktiven Protein, Troponin T und Kreatinkinase (CK-MB), niedrigeren Interleukin-(IL-)8-, IL-6-, IL-10- und Tumornekrosefaktor-(TNF-)α-Werten, niedrigerem Thromboxan B_2, Prothrombin-Fragment, neutrophiler Elastase, zirkulierenden Endothelzellen, terminalem Komplementkomplex, N-Acetyl-glukoaminidase, intestinalen Fettsäuren und Clara-cell 16 (CC16) führt. Aus diesen Studien wurde gefolgert, dass Mini-EKZ-Systeme ein niedrigeres Apoplexrisiko, weniger Blutverlust und eine etwas geringere Letalität mit sich bringen. Somit stellt die Mini-EKZ eine sichere Alternative zur konventionellen EKZ dar (Diez et al. 2009; Haneya et al. 2009; Puehler et al. 2009; Puehler 2010).

Extrakorporale Membranoxygenierung

Mit der Entwicklung der Herz-Lungen-Maschine wurde der Wunsch nach einer mechanischen Unterstützung von Herz und Lunge Anfang der 1950er Jahre Realität. Öffentliche Aufmerksamkeit für die neue Technologie entstand aber erst 1963, als die Frau von J. F. Kennedy ein frühgeborenes Kind am respiratorischen Versagen verlor. In der Folgezeit wurden große forscherische Anstrengungen unternommen, aus denen die Entwicklung der extrakorporalen Membranoxygenierung (ECMO) hervorging (Tab. 5.1). Rashkind et al. verwendeten 1965 einen femoralen arteriovenösen Shunt und einen Bubble-oxygenator, während Dorson et al. 1969 bereits einen Membranoxygenator bei Kindern einsetzten (Rashkind et al. 1965; Dorson et al. 1969). Jedoch versagten alle Bemühungen bis 1971 als Hill ein Opfer eines Verkehrsunfalls mit einer ECMO versorgte (Hill et al. 1972). Bei einem Neugeborenen gelang dies erstmals Bartlett 1976 (Bartlett et al. 1976). Bis zur Etablierung eines klinischen Standardverfahrens war es aber noch ein langer Weg.

5.1 Aufbau

Die ECMO besteht im Wesentlichen aus einer Pumpe und einem Oxygenator, also den Grundkomponenten einer Herz-Lungen-Maschine. Oxygenator und Pumpe sind in einen geschlossenen Kreislauf integriert, sodass kein Blut-Luft-

Tab. 5.1 ECMO-Nomenklatur

Unterstützungsart		Kardial	Pulmonal
AVCO$_2$R	Arteriovenous CO$_2$ Removal		x
ECMO	Extracorporeal Membrane Oxygenation		
– vv-ECMO	– venovenös		x
– va-ECMO	– venoarteriell	x	x
ECCO$_2$R	Extracorporeal CO$_2$ Removal		x
ECLS	Extracorporeal Life Support	x	x
ILA	Interventional Lung Assist		x
PECLA	Pumpless Extracorporeal Lung Assist		x

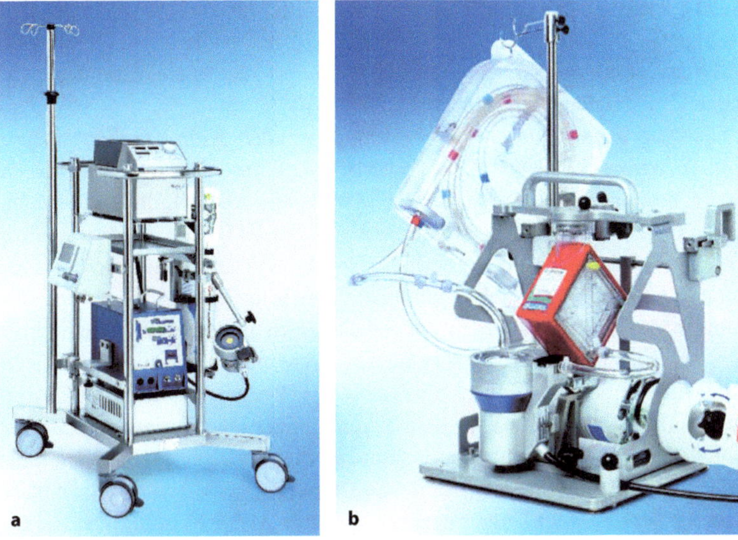

◧ **Abb. 5.1a,b** ECMO auf fahrbarer Konsole (**a**) und tragbares System (**b**). (Mit freundlicher Genehmigung der Fa. Maquet)

Kontakt stattfindet. Aus diesem Grund fehlt zumeist auch ein venöses Reservoir. In manchen Systemen wird ein Reservoir nur für die Anfangsphase genutzt, um den initialen Volumenbedarf besser steuern zu können. Eine Blasenfalle ist optional. Bei integrierten Systemen ist sie oft vorhanden und teilweise sogar automatisiert (»active air removal«), bei »Custom-made«-Systemen wird sie häufig weggelassen.

Alle Komponenten der ECMO (◧ Abb. 5.1) werden auf einer (transportablen/fahrbaren) Konsole montiert und diese neben dem Patientenbett platziert. Durch spezielle Halterungen können Oxygenator und Pumpenkopf auch direkt am Krankenbett befestigt werden und erleichtern so die Betreuung der Patienten. Die Steuerkonsolen sollten mit einer Batterie ausgestattet sein, die eine Stromversorgung über mindestens eine Stunde gestattet. Im stationären Betrieb können zudem Wärmeaustauscher zum Einsatz kommen, um den Patienten bei Bedarf entweder zu kühlen oder ausreichend warm zu halten.

Mittlerweile sind auch Konsolen verfügbar, die speziell für den Einsatz außerhalb der Herzchirurgie entwickelt wurden. Mit ihrer Hilfe können

ECMO-Patienten ins CT (Computertomografie) oder zu anderen Untersuchungen gebracht werden, oder der ECMO-Einsatz erfolgt als unterstützende Maßnahme bei einer Risiko-PTCA (perkutane transluminale koronare Angioplastie) im Herzkatheterlabor.

Darüber hinaus gibt es ECMO-Systeme mit denen ein Krankentransport in Intensivtransportwagen (ITW) oder Helikopter möglich ist. Das Emergency-life-support-(ELS-)System der Fa. Maquet war weltweit das erste mechanische Herz-Kreislauf-Unterstützungsystem, dessen Halterung von der Europäischen Agentur für Flugsicherheit (EASA) eine Zulassung für den Lufttransport erhalten hat (Arlt et al. 2008). Neuerdings gibt es speziell für den Transport kritischer Patienten entwickelte Komplettsysteme, die eine hohe Funktionalität aufweisen (◘ Abb. 5.2). In Deutschland sind dies das Cardiohelp (Fa. Maquet, Hechingen), das Lifebridge-System (Fa. Lifebridge, Ampfing) und die Life-Box (Fa. Sorin, Milano, Italien). Das Cardiohelp ist in verschiedenen Ausführungen erhältlich und damit am vielseitigsten verwendbar. Es ist »tip-to-tip« heparinisiert und kann außer für den Transport auch in der prolongierten ECMO-Therapie (Zulassung für 14 Tage) und als passageres

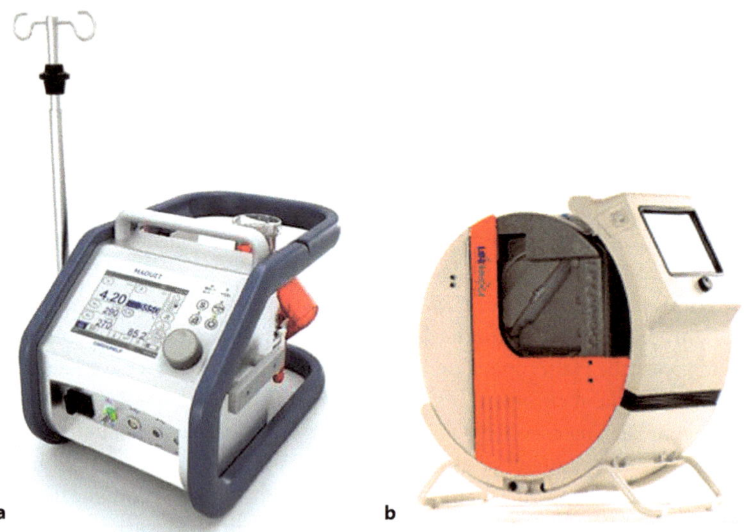

a   b

◘ **Abb. 5.2a,b** Kompakte Herz-Lungen-Unterstützungssysteme: Cardiohelp (**a**), Lifebridge (**b**). (Mit freundlicher Genehmigung der Fa. Maquet (**a**) und der Fa. Lifebridge (**b**))

Unterstützungssystem z. B. bei Risiko-PTCA verwendet werden, während der Einsatz der Life-Box auf 5 Tage und der des Lifebridge-Systems bislang sogar auf nur 6 h limitiert ist.

5.1.1 ECMO-Parametereinstellungen

Die ECMO-Bestandteile werden so ausgesucht, dass theoretisch eine komplette Unterstützung des Patienten möglich ist. Nur für Einzelfälle, wie z. B. für eine ausschließliche CO_2-Eliminination genügt eine primär partielle Unterstützung von etwa 25% des normalen Blutflusses. Die ECMO-Konfiguration kann hierbei venoarteriell und venovenös sein.

Eine adäquate Unterstützung eines ECMO-Patienten ist gemäß ELSO (»Extracorporeal Life Support Organization« – General Guidelines for all ECLS Cases, Version 1.1, April 2009) über einen Blutfluss von 3 l/min/m² (Neugeborene 100 ml/kg/min, Kinder 80 ml/kg/min, Erwachsene 60 ml/kg/min) definiert. Die ELSO empfiehlt dabei einen maximalen Perfusionspumpendruck von 400 mmHg und einen maximalen Sog von 300 mmHg. Der beste Parameter für einen ausreichenden Fluss ist eine zentralvenöse Sättigung >70%. Die Leistung der meisten va-ECMO und vv-ECMO liegt in bei etwa 3–4,5 l/min, je nach Kanülengröße und Pumpeneigenschaften, und sollte einen Gasfluss bzw. -austausch entsprechend einem normalen Metabolismus ermöglichen (O_2-Zufuhr Neugeborene 6 ml/kg/min, Kinder 4–8 ml/kg/min, Erwachsene 3 ml/kg/min). Hierdurch können Herz- und Kreislauffunktion in der Regel gut stabilisiert werden. Bei einem Komplettausfall der Funktionen von Herz und Lungen ist dies nicht immer ausreichend, jedoch erlaubt es selbst in diesen Fällen zumindest einen Transport in eine weiterbehandelnde Klinik.

5.1.2 Venoarterielle ECMO

Die venoarterielle ECMO (va-ECMO) (■ Abb. 5.3) ist bei Patienten mit einem myokardialen Pumpversagen indiziert, wobei gleichzeitig auch ein Lungenversagen unterstützt werden kann. Da die Kanülierung möglichst einfach sein und möglichst wenig chirurgischen Einsatz erfordern soll, ist eine periphere Kanülierung zu bevorzugen. Faktisch ist es allerdings so, dass die perkutane Kanülierung anspruchsvoller ist und ein höheres Komplikationspotenzial aufweist

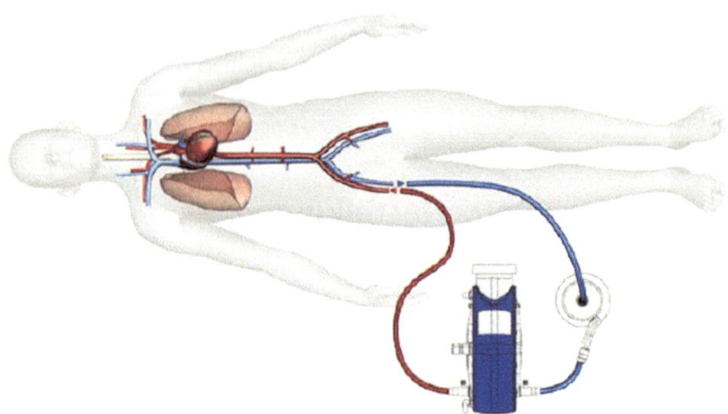

◘ Abb. 5.3 Venoarterielle ECMO mit femoraler Kanülierung. (Mit freundlicher Genehmigung der Fa. Maquet)

als die chirurgische Kanüleneinlage. Die Dränage erfolgt über eine Femoralvene, die arterielle Kanülierung ist an einer Femoralarterie oder einer A. subclavia möglich. Allerdings erlaubt eine periphere Kanülierung keine vollständige Entlastung des Herzens, der Pumpfluss bleibt über die venöse Kanüle limitiert. Über die ECMO fließen meist nur etwa 80%, während die restlichen 20% in die pulmonale Strombahn gelangen und diese protektieren.

Beim Patienten mit einem Postkardiotomieversagen, die bereits an Aorta und rechtem Vorhof kanüliert sind, können auch über die bereits liegenden Kanülen, d. h. zentral, an die ECMO angeschlossen werden. Wie bei einer normalen Herz-Lungen-Maschine wird das venöse Blut aus dem rechten Vorhof entnommen und das arterialisierte Blut in die Aorta reinfundiert.

5.1.3 Venovenöse ECMO

Die venovenöse ECMO (vv-ECMO) (◘ Abb. 5.4) wird bei Patienten mit respiratorischem Versagen eingesetzt, die keine schwere linksventrikuläre Dysfunktion aufweisen, also eine rein respiratorische Unterstützung benötigen.

Auch hier wird eine periphere Kanülierung bevorzugt, um Blutungskomplikationen zu minimieren. Das venöse Blut wird über eine Kanülierung einer Femoralvene entnommen und das arterialisierte Blut über eine Jugularvene, in der Regel die rechte, wieder zurückgegeben. Wichtig ist ein ausreichender

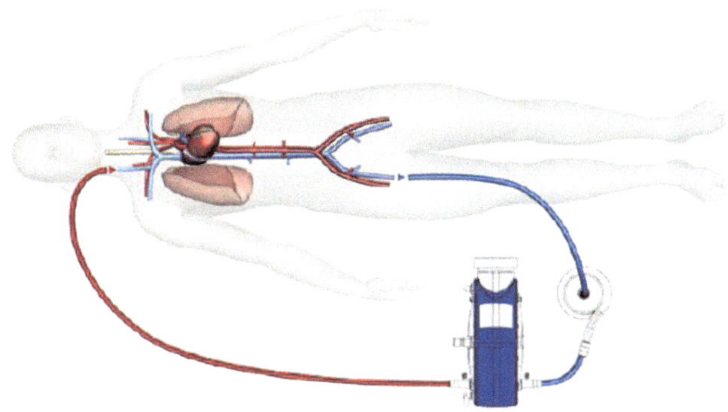

Abb. 5.4 Venovenöse ECMO mit Kanülierung von V. cava superior und V. femoralis. (Mit freundlicher Genehmigung der Fa. Maquet)

Abstand zwischen den Kanülenenden, um eine Kurzschlussperfusion, und damit eine Rezirkulation, zu verhindern. Bei schwerer zerebraler Kompromittierung kann auch eine femorofemorale Kanülierung verwendet werden. Hierbei dienen eine kurze Kanüle zur Dränage und eine längere Kanüle der Reinfusion. Da kurze Kanülen schlechtere Dränageeigenschaften haben (in der Beckenetage steht weniger Volumen zur Verfügung!) und die untere Hohlvene bei Sog kollabieren kann, wird diese Methode allerdings wesentlich seltener verwendet.

5.2 Indikation

Eine klar definierte Indikation für eine ECMO-Implantation gibt es bislang nicht. Entsprechend den Leitlinien der »Extracoporeal Life Support Organization« (ELSO) sollte eine ECMO beim Herz- oder Lungenversagen in Betrachtung gezogen werden, wenn ein Sterberisiko von 50% besteht, als klare Indikation wird ein Sterberisiko von 80% gesehen. In praxi wird die Indikationsstellung häufig von der institutionellen Erfahrung bestimmt (Schmid et al. 2009). Eine große Erfahrung mit ECMO-Systemen führt zu einer liberaleren Indikationsstellung und zu besseren Ergebnissen.

Das myokardiale Pumpversagen ist seit der Implementierung der myokardialen Assistsysteme einfach zu definieren, da allgemein ein Herzindex <2,0 l/

min/m^2 als Kriterium für eine mechanische Kreislaufunterstützung angesehen wird. Somit stellt dies bei medikamentöser Therapierefraktärität heutzutage auch eine gute Indikation für eine va-ECMO-Therapie dar ($\blacksquare$ Tab. 5.2). Schwieriger ist die Situation beim Postkardiotomieversagen. Bei schwerer kontraktiler Kompromittierung der myokardialen Pumpfunktion kann versucht werden, die Kreislauffunktion zunächst durch eine intensivierte Katecholamingabe und eine intraaortale Ballonpumpe (IABP) zu stabilisieren. Gelingt dies nicht, ist bei potenziell reversiblem Myokardsschaden eine va-ECMO indiziert. Wird kein Erholungspotenzial des Herzens mehr gesehen, sollte auf Kreislaufunterstützungssysteme zurückgegriffen werden, die eine Langzeitunterstützung (ggf. bis zu einer Herztransplantation) erlauben.

Ziel der vv-ECMO-Therapie ist es, isoliert die ausgefallene Gasaustauschfunktion der Lungen zu ersetzen, bis die Lunge sich wieder erholt hat oder eine Lungentransplantation möglich ist. Aufgrund der hierfür notwendigen großen Resourcen sind die Erfahrungen mit der vv-ECMO auf wenige Zentren beschränkt. Bislang bestehen für die Lungenunterstützung jedoch keine weitreichend anerkannten Kriterien, was sicherlich auch an der viel geringeren Verbreitung dieser Therapiemaßnahme liegt. In einer 1979 durchgeführten prospektiven Studie wurden zweierlei Indikationskriterien für die mechanische Lungenunterstützung mittels ECMO aufgestellt. Ein pO$_2$<50 mmHg bei einem FiO$_2$ von 1,0 führte unmittelbar zu einer ECMO-Implantation, während ein pO$_2$<50 mmHg bei einem FiO$_2$>0,6 über mehr als 12 h einem PEEP>5 cmH$_2$O als »slow entry«-Kriterium definiert wurde (Zapol et al. 1979). Heutzutage wird die notfallmäßige Indikation zur Lungenunterstützung bei einer hohen prädiktiven Letalität unter konventioneller Beatmung gestellt, die über einen Oxygenierungsindex [(Beatmungsdruck × FiO$_2$ × 100)÷pO$_2$]>40 und einen

$\blacksquare$ Tab. 5.2 Indikationsstellung für die va-ECMO

Indikation für va-ECMO	
Dringlich	Herzindex <2,0 l/min/m^2 (hohe Katecholamindosis, IABP)
Notfall	Reanimation ohne ausreichende kardiale Pumpfunktion
IABP intraaortale Ballonpumpe	

▣ **Tab. 5.3** Indikationsstellung für die vv-ECMO	
Indikation für vv-ECMO	
Dringlich	$PaO_2/FiO_2 < 100$ mmHg ($FiO_2 = 1,0$) protektive Beatmung nicht möglich
Notfall	$PaO_2/FiO_2 < 60$ mmHg ($FiO_2 = 1,0$; PEEP$= 20$ cmH$_2$O) nicht beherrschbare resp. Azidose: pH$<7,15$
PEEP positiv-endexpiratorischer Druck	

$pO_2/FiO_2 < 60$ ausgedrückt wird (▣ Tab. 5.3). Unterschiede für die vv-ECMO und die va-ECMO ergeben sich hierbei nicht. Allerdings sollte stets versucht werden, die konservativen Behandlungsoptionen zunächst voll auszuschöpfen und eine protektive Beatmung zu erreichen (Tidalvolumen = 6 ml/kg, PIP<35 cmH$_2$O, $FiO_2 < 0,6$, Beatmungsziel $PaO_2 > 60$ mmHg).

Eine Sonderform ist die ECCO$_2$R (Extracorporeal CO$_2$ Removal), die der vorwiegenden Elimination von CO$_2$ dient. Als ECMO-Fluss genügen 1–2 l/min, wobei die Oxygenation über die nativen Lungen erfolgt.

Offen ist noch die Frage, in wieweit eine ECMO-Implantation im Rahmen von Reanimationen erfolgen soll. Bei guter Überlebenswahrscheinlichkeit aufgrund suffizienter Wiederbelebungsmaßnahmen und weiteren Therapieoptionen kann eine ECMO-Implantation sicherlich liberal erfolgen. Schwierig sind die Fälle ungünstiger Prognosen, die nicht nur erhebliche Kosten verursachen, sondern auch ethische Probleme hinsichtlich der Beendigung der supportiven Therapie hervorrufen.

Strikte Kontraindikationen für eine ECMO-Therapie gibt es nur wenige. Hierzu zählen vor allem Patientensituationen, die nach Erholung des Endorganversagens nicht mehr mit einem normalen Leben vereinbar sind oder die Lebensqualität erheblich beeinträchtigen werden (Tumorendstadium, ZNS-Erkrankungen). Die meisten anderen Kontraindikationskriterien sind als relativ anzusehen, was bedeutet, dass in jedem Einzelfall die Risiken dem Nutzen gegenübergestellt werden müssen. Auch ein manifestes Blutungsrisiko beim Polytrauma stellt nur eine relative Kontraindikation dar, wenn die ECMO heparinisierte Schlauch- und Oxygenatorsysteme enthält. Allerdings ist der Betrieb einer ECMO ohne Heparin nur wenige Tage möglich. Ein sehr schweres

Verletzungsmuster, insbesondere bei zerebraler Beteiligung (Blutung), macht jedoch eine ECMO-Implantation wenig sinnvoll. Trotzdem gibt es auch Situationen, in denen die CO_2-senkenden Eigenschaften einer ECMO für die Versorgung neurochirurgischer Patienten genutzt werden können (Bein et al. 2002). Eine Sepsis kann ebenfalls mit einer ECMO unterstützt werden, wenngleich ein peripherer Widerstandsverlust mit konsekutiver Erhöhung des Herzzeitvolumens durch eine ECMO nicht aufgefangen werden kann.

Schwerwiegende Kontraindikationen ergeben sich in erster Linie aus Gefäßveränderungen. Patienten mit einer schweren arteriellen Verschlusskrankheit können nicht, und Patienten mit thrombenbeladenen Bauchaortenaneurysmen sollten nicht femoral kanüliert werden. Kardiale Voroperationen und schwere aortale Verkalkungen limitieren eine zentrale Kanülierung.

5.3 Physiologische Konsequenzen und Probleme

Unter der mechanischen Unterstützung soll sich das Herz bzw. die Lunge erholen. Dies funktioniert sehr gut, solange der Ausfall von Pump- und Lungenfunktion nicht vollständig ist, d. h. die ECMO nur unterstützt und nicht ersetzt. Ein vollständiger Ausfall der kardialen Pumpfunktion ist über eine periphere Kanülierung nur bei kleinen Patienten mit großen Gefäßen zu kompensieren. Andernfalls kann das Herz nicht ausreichend entlastet werden, es balloniert. Unter Umständen müssen noch zusätzliche Kanülen eingebracht werden, wobei eine linksatriale Kanüle sehr vorteilhaft erscheint. Letztere kann von rechts zwischen den Lungenvenen oder über das linke Herzohr platziert werden. In diesem Fall ist natürlich eine zentrale Umkanülierung sinnvoll. Eine zusätzliche rechtsventrikuläre Entlastung bietet eine alkalotische Hyperoxygenierung durch ein Absenken des pH/pCO_2, das zu einer Abnahme des pulmonalen Gefäßwiderstands und damit zu einer Nachlastsenkung führt.

Problematisch ist eine femorofemorale venoarterielle Perfusion bei einer Erholung der myokardialen Pumpfunktion und anhaltendem respiratorischem Versagen. Während die untere Körperhälfte hyperoxäm mit arteriellem Blut versorgt wird, erhält die obere Körperhälfte und damit auch das Herz und das Gehirn (durch die Lunge) ungesättigtes Blut (hypoxäm). Bleibt die Sättigung in der oberen Körperhälfte (Messung an rechter Hand) kritisch, hilft eine Umkanülierung des arteriellen Schenkels auf die (rechte) A. subclavia oder eine zentrale Kanülierung.

Die häufigsten Komplikationen sind Blutungen und Thrombosen an den Kanülierungsstellen, gefolgt von ischämischen Komplikationen an den distal abhängigen Extremitäten. Aus diesem Grunde empfiehlt es sich bei kritischem arteriellem Gefäßdurchmesser eine Dacronprothese (6–8 mm) aufzunähen und darüber zu kanülieren. Aufgrund der deletären Konsequenzen und der ansonsten schwierigen Kanülenexplantation ist eine Prothesenanastomosierung bei Verwendung der A. subclavia stets anzuraten. An den Fermoralarterien kann auch eine separate distale Perfusion erfolgen, sie ist aber weniger effektiv.

Weitere Probleme ergeben sich vor allem in der Langzeittherapie. Eine Mobilisierung bzw. eine umfassende Physiotherapie zum Erhalt der körperlichen Konstitution ist schwierig. Zumeist sind die Patienten bettlägrig und durch die Schlauchsysteme weitgehend »fixiert«. Selbst eine erfolgreiche Extubation, die zur Stärkung der Atemmuskulatur und zur Infektionsprävention stets angestrebt werden sollte, erleichtert dies kaum. Versuche mit einer einzelnen doppelläufigen Kanüle (Fa. Avalon Laboratories, Rancho Dominguez, California), die in die Jugularvene eingebracht war, erhöhten zwar die Mobilität, können aber das Pumpvolumen der vv-ECMO limitieren.

5.4 Ergebnisse

Die Ergebnisse nach einer ECMO-Therapie hängen wesentlich von der zugrunde liegenden Erkrankung und damit auch von der Art der ECMO-Unterstützung ab.

va-ECMO Die va-ECMO wird im Erwachsenenalter zumeist beim Postkardiotomieversagen benutzt. Aufgrund der kardialen Vorschädigung sind die Ergebnisse selten gut, zumeist liegt die Überlebenswahrscheinlichkeit bei etwa 30–40%, wobei etwa 50% von der ECMO entwöhnt werden können (Doll et al. 2003; Nehra et al. 2009). Das Risiko eines Nierenversagens ist hoch, ebenso die Zahl der Blutungskomplikationen bei thorakaler Kanülierung. Für die neuen Behandlungskonzepte mit dem ECMO-Einsatz im Rahmen von Reanimationen, d. h. auch bei nichtoperierten Patienten, gibt es bislang kaum Literatur, zumeist werden nur Einzelfälle berichtet (Massetti et al. 2005; Chen et al. 2003). Im eigenen Patientengut zeigen sich für diese Patienten etwas bessere Ergebnisse als bei den Postkardiotomiepatienten. Allerdings sind die

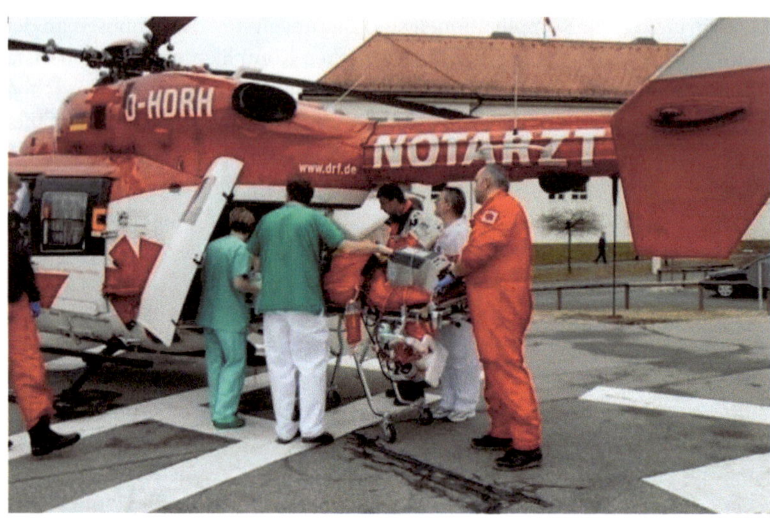

⬛ Abb. 5.5 Helikoptertransport mit va-ECMO

Ergebnisse besonders in dieser Patientengruppe entscheidend von der Indikationsstellung bzw. von der Patientensituation abhängig, d. h., eine liberale Indikationsstellung ergibt schlechtere Ergebnisse und erzwingt in höherem Maße einen Abbruch der therapeutischen Maßnahmen (⬛ Abb. 5.5).

vv-ECMO Für die vv-ECMO bei Erwachsenen gibt es kaum Studien im Vergleich zu den neonatalen vv-ECMO. Die einzig bedeutsame randomisierte Studie bei Erwachsenen mit schwerem Lungenversagen ist bislang das CESAR-Trial (»Conventional Versus ECMO for Severe Adult Respiratory Failure«), bei der 180 Patienten in 70 Zentren entweder mit ECMO oder herkömmlichen Beatmungstechniken behandelt wurden. Nach 6 Monaten zeigte sich kein großer Unterschied, insbesondere die Lungenfunktion war in beiden Gruppen gleich. Die Kosten für die ECMO-Therapie waren doppelt so hoch verglichen mit der konventionellen Therapie (Peek et al. 2006).

Die Ergebnisse nach einer vv-ECMO bei akutem Lungenversagen im Erwachsenenalter sind besser als nach va-ECMO. Im eigenen Kollektiv überleben nach einer 1- bis 2-wöchigen Unterstützung etwa 65% der Patienten bis zur Entlassung (Müller et al. 2009c). Die beste Überlebensrate im eigenen

◘ Tab. 5.4 Überleben in Abhängigkeit von der Diagnose nach der »Extracorporeal Life Support Organization« (ELSO) (Conrad u. Rycus 2005)

Diagnosen	Überleben nach vv-ECMO[a]
ARDS ohne Trauma	45%
ARDS nach Trauma	71%
ARDS nach Chirurgie	33%
ARDS nach Chemotherapie	40%
Aspirationspneumonie	47%
Bakterielle Pneumonie	57%
[a] Eigene Daten (n=150)	

Patientenkollektiv zeigten Traumapatienten mit ARDS und Patienten mit einer bakteriellen Pneumomie. Günstige Prädiktoren waren hierbei zudem ein jüngeres Patientenalter, eine kürzere Beatmungsphase vor ECMO-Institution, eine kürzere ECMO-Dauer und eine geringere Komorbidität. Gesondert zu betrachten sind die Lungentransplantationskandidaten, die zumeist über mehrere Wochen bis Monate unterstützt werden müssen, bis ein geeignetes Spenderorgan zur Verfügung steht, da eine Erholung der Lungenfunktion in diesen Fällen in der Regel ausgeschlossen ist (◘ Tab. 5.4).

Pumpless Extracorporeal Lung Assist (PECLA)

Die PECLA, auch iLA (interventional lung assist) und $AVCO_2R$ (»arteriovenous CO_2 removal«) genannt, ist ein Therapieverfahren, das im Wesentlichen der extrakorporalen CO_2-Elimination außerhalb der menschlichen Lunge dient. Es wird auch eine Verbesserung der Oxygenierung in begrenztem Umfang erreicht, eine ausgeprägt Hypoxie verbietet jedoch den Einsatz der PECLA.

Den ersten tierexperimentellen Lungenersatz mit einer an die V. cava und die Aorta angeschlossen homologen Lunge wurde 1951 von Potts berichtet. Rashkind setzte 1965 eine pumplose, vom Herzen perfundierte Kunstlunge als temporäre Lungenunterstützung in mehreren Patienten ein, die dem heutigen PECLA-Konzept entspricht, scheiterte aber an der fehlenden Technologie. Gattinoni u. Kolobow etablierten 1977 das Prinzip der prinzipiellen Dissoziation des Gasaustausches in Oxygenierung und Ventilation (CO_2-Elimination). Die ersten experimentellen Anwendungen von Oxygenatoren als pumplose künstliche Lungen erfolgten 1982 in Providence und 1996 in Galveston ($AVCO_2R$), der klinische Einsatz begann 1998 in Regensburg (PECLA) (Barthelemy et al. 1982; Philipp et al. 1998; Brunston et al. 1996).

Die PECLA erlaubt die suffiziente Ventilation unabhängig von der Lungenfunktion und erlaubt somit die Einstellung von lungenprotektiven Parametern an mechanischen Beatmungsgeräten. Letztendlich ermöglicht die PECLA-Therapie damit die Trennung von Oxygenierung und Ventilation (CO_2-Elimination). Die Lunge des Patienten wird geschont und in seiner Rekonvaleszenz unterstützt.

6.1   Aufbau und Funktion

Grundbaustein der PECLA ist ein Membranoxygenator mit einem niedrigen Innenwiderstand. Der einzige derzeit verfügbare Oxygenator für die PECLA ist die plasmadichte und Heparin-beschichtete Diffusionsmembran (Polymethylpenten-Oxygenator) der Fa. Novalung (Hechingen). Der Oxygenator besitzt je einen Anschluss für die venöse und arterielle Seite sowie für die Gasphase. Die Verbindung zum Gefäßsystem wird zumeist über Kanülen in den Femoralgefäßen hergestellt, als Gasphase wird reiner Sauerstoff zugeführt.

Über die arterielle Kanüle gelangt Blut in den Oxygenator, wodurch etwa ein 1/2 l Blut dem Systemkreislauf vorenthalten wird (Priming mit kristalloider Lösung). Aufgrund des niedrigen Widerstands gelangt es ausschließlich getrieben durch den arteriellen Blutdruck auf die venöse Seite und damit zur

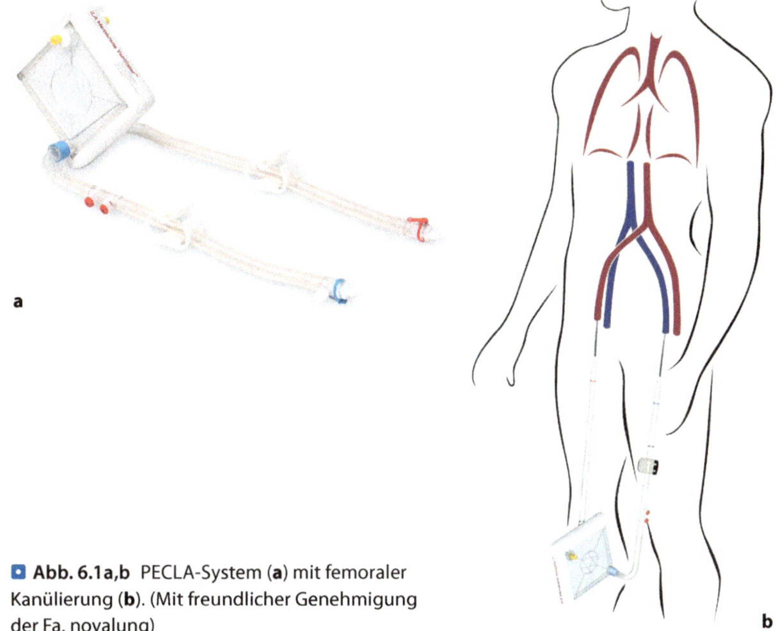

Abb. 6.1a,b PECLA-System (**a**) mit femoraler Kanülierung (**b**). (Mit freundlicher Genehmigung der Fa. novalung)

venösen Kanüle. Entlang des Diffusionsgradienten kann nun bei einem Shunt-fluss von 1,0–1,5 l/min ein Gasaustausch stattfinden. Der Blutdruck sollte hierbei stets höher liegen als der Gasdruck, damit keine Gasbläschen in der Membran übertreten und eine Gasembolie verursachen können. Aus diesem Grund wird empfohlen, den Oxygenator unterhalb des liegenden Patienten zu platzieren (**Abb. 6.1**).

6.2 Indikation

Die PECLA (»pumpless extracorporeal lung assist«) ist ein einfacheres und weniger effektives Behandlungsinstrument als die ECMO, um Patienten mit eingeschränktem Gasaustausch über längere Zeiträume zu unterstützen. Da die CO_2-Elimination (ca. 50%) wesentlich effektiver als die Oxygenierung ist (nur ca. 10–20% des O_2-Bedarfs kann darüber transferiert werden), ist die generelle Indikation für die PECLA eine respiratorische Azidose mit schwerer Hyperkapnie (pCO_2>70mmHg) und einer mildern Hypoxie bei erhaltener kardialer Pumpfunktion. Eine Hyperkapnie als alleiniges Kriterium reicht nicht, da eine permissive Hyperkapnie in der Intensivmedizin nicht grundsätzlich schädlich ist, und die Azidose primär den Lungengefäßwiderstand mehr als das CO_2 beeinflusst (Fullerton et al. 1996).

Zugrunde liegt in der Regel ein schweres Lungenversagen verschiedensten Ursprungs. Hierbei werden ein pH<7,25, ein Tidalvolumen >6 ml/kg, ein Beatmungsspitzendruck >35 cmH_2O und ein FiO_2>0,8 im Rahmen der Beatmungstherapie als zusätzlich lungenschädigend angesehen (Müller et al. 2009a). Als Hauptkriterium für eine PECLA-Implantation wurde über Jahre ein Oxygenierungsindex, verwendet, der allerdings in jüngster Zeit wieder diskutiert wird. Ein gesunder Mensch weist ein pO_2/FiO_2>500 mmHg (Horowitz-Index) auf, bei einem pO_2/FiO_2<200 mmHg liegt ein so schwerer Lungenschaden vor, dass eine Indikation für die PECLA gesehen wird. Weitere Kriterien müssen hinsichtlich der kardialen Funktion erfüllt sein. So sollte ein Herzindex >3,0 l/min/m^2 und ein arterieller Mitteldruck >70 mmHg vorliegen. Eine geringe Katecholaminapplikation ist hierbei erlaubt.

Im Hinblick auf spezielle Krankheitsbilder wird die PECLA bei folgenden klinischen Situationen empfohlen:

- akutes Lungenversagen pulmonaler und extrapulmonaler Genese,
- schwieriges Entwöhnen von der Beatmung
- exazerbierte COPD
- Unterstützung während und nach lungenchirurgischen Eingriffen
- Überbrückungshilfe bis zu einer Lungentransplantation.

Bei neurochirurgischen Fällen kann die PECLA auch zur Hirndrucksenkung eingesetzt werden, wobei wesentlich niedrigere pCO_2-Werte angestrebt werden müssen, da u. U. schon pCO_2-Werte >45 mmHg als gefährlich angesehen werden (◨ Abb. 6.2).

6.3   Ergebnisse

Eine umfangreiche Erfahrung mit PECLA-Systemen bestehen in nur wenigen Zentren, weswegen auch wenige Publikationen zu Thema bestehen – von Einzelfallberichten abgesehen (Müller et al. 2009b).

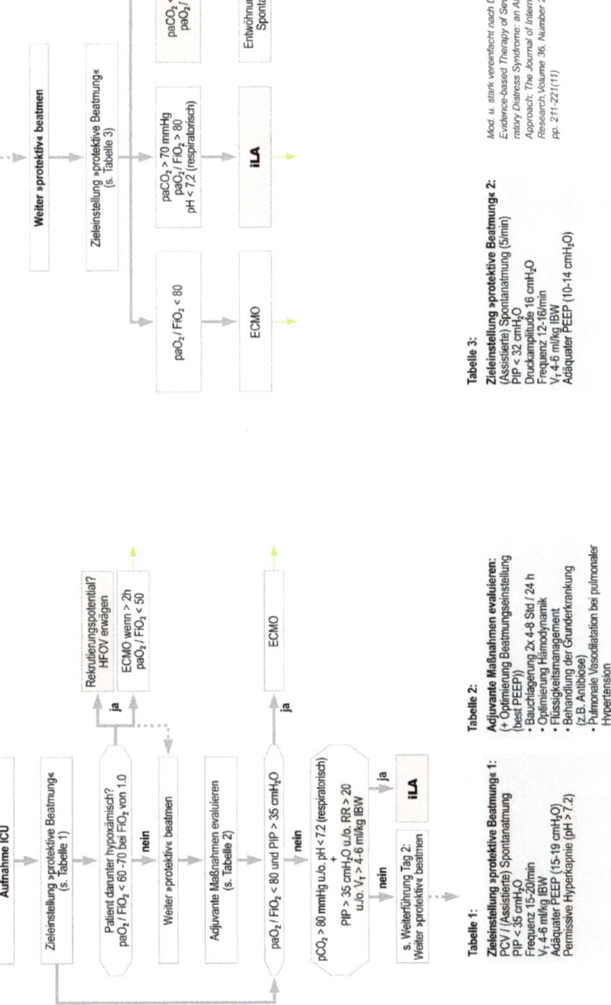

Abb. 6.2 Vorgeschlagener Algorithmus zur Indikationsstellung von Novalung. (Mit freundlicher Genehmigung der Fa. novalung)

Eigene Zahlen belegen eine Normalisierung der Hyperkapnie innerhalb von nur 2 h. Auch die Oxygenierung zeigt innerhalb dieser Zeit eine zumeist deutliche Besserung mit einem Anstieg des P_aO_2/FiO_2 von etwa 60 auf etwa 80 mmHg und einer weiteren Verbesserung binnen 24 h. Als Folge des verbesserten Gastaustauschs wurde stets eine weniger aggressive Beatmung möglich. Allerdings erhielten die meisten Patienten eine geringe Dosis an Noradrenalin, um den Blutdruck zu stabilisieren.

Komplikationen ergaben sich zumeist aus dem Gefäßzugang, d. h. es entstand eine Beinischämie durch die Kanülierung.

Weitere Entwicklungen

Die verschiedenen Formen der EKZ wurden in erster Linie entwickelt, um eine kurzzeitige Unterstützung des Herzens oder der Lungen zu gewährleisten. Entsprechend ist das Hauptanwendungsgebiet die Herz-Lungen-Maschine in der Routineherzchirurgie. Prolongierte Anwendungen finden sich als ECMO, zumeist mit dem Ziel einer Organerholung, sowohl für das Herz als auch für die Lunge. Tritt nach einem Herzversagen keine Organerholung ein oder ist eine Transplantation unabdinglich, wird nach wenigen Tagen auf ein ventrikuläres Unterstützungssystem gewechselt, d. h. die ECMO dient als Bridge-to-bridge- oder als Bridge-to-decision-Werkzeug. Dies ist für die Lunge bislang nicht möglich. Daher richtet sich die gegenwärtige Forschung auch auf die Entwicklung einer mechanischen Langzeitunterstützung beim akuten und chronischen Lungenversagen. In geübten Händen können schon jetzt Patienten an der ECMO extubiert und vorsichtig mobilisiert werden. Mithilfe neuer Kanülen und kurzer Schlauchsystem konnten Patienten schon >50 Tage extubiert mit einer ECMO unterstützt werden und konnten kurzfristig die Intensivstation verlassen (Camboni et al. 2009b; ◘ Abb. 7.1).

Ähnliche Möglichkeiten bietet inzwischen die PECLA. Hier gelang es, neben der normalen arteriovenösen zumeist peripheren Kanülierung die PECLA als orthotopen Lungenersatz zu verwenden. Bei Patienten mit einer schweren pulmonalen Hypertonie wurde die PECLA zwischen Pulmonalar-

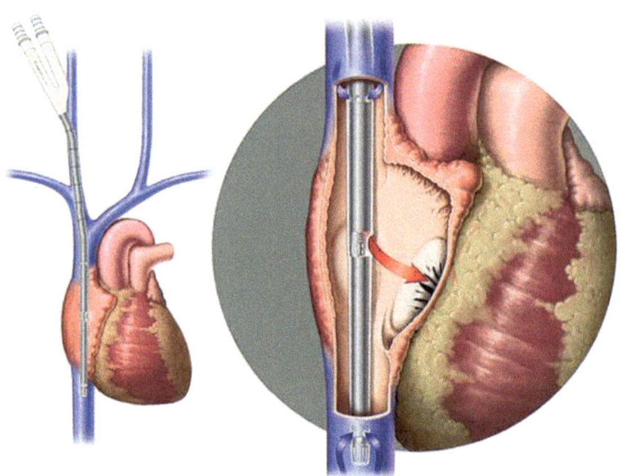

◘ **Abb. 7.1** Doppellumenkanüle für vv-ECMO. (Mit freundlicher Genehmigung der Fa. Avalon Laboratories)

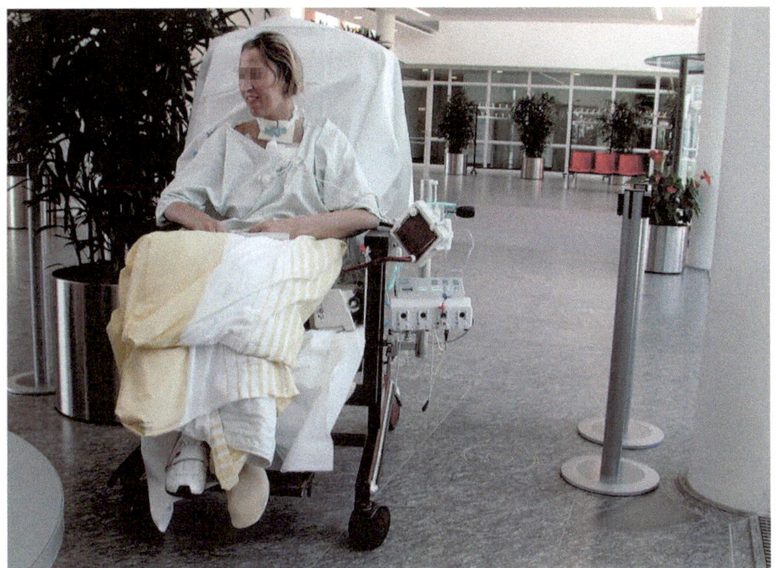

terie und linken Vorhof angeschlossen und damit ein ausreichender Gasaustausch erzielt. Aufgrund der fehlenden peripheren Kanülen war eine gute Mobilisation möglich (■ Abb. 7.2).

Zukünftige Entwicklungen in der mechanischen Lungenunterstützung zielen auf kleine Hochleistungsmembranoxygenatoren in Verbindungen mit einer Miniaturpumpe, die möglichst zentral angeschlossen werden. Auf diese Weise könnte das größte Patientenspektrum versorgt werden, sowohl beim akuten wie auch beim chronischen Lungenversagen. Ob damit auch eine pulmonale Dauertherapie möglich ist, kann zurzeit noch nicht abgeschätzt werden.

Literatur

Albes JM (2008) Minimierte Herz-Lungen-Maschinen im klinischen Alltag. Was ist zu beachten? Z Herz Thorax-Gefäßchir 22: 333–341

Allen EE (1888) The Allen surgical pump. Lancet 2: 228–229

Almond CS, Harrington J, Thiagarajan R et al. (2006) Successful use of bivalirudin for cardiac transplantation in a child with heparin-induced thrombocytopenia. J Heart Lung Transplant 25(11): 1376–1379

Andersen LW, Landow L, Baek L et al. (1993) Association between gastric intramucosal pH and splanchnic endotoxin, antibody to endotoxin, and tumor necrosis factor-alpha concentrations in patients undergoing cardiopulmonary bypass. Crit Care Med 21(2): 210–217

Ardenne M von (1963) Eine Zweikreis-Herz-Lungen-Maschine. Medizintechnik 3: 45

Arlt M, Philipp A, Zimmermann M et al. (2008) First experiences with a new miniaturised life support system for mobile percutaneous cardiopulmonary bypass. Resuscitation 77(3): 345–350

Baer DM, Osborn JJ (1960) The postperfusion pulmonary congestion syndrome. Am J Clin Pathol 34: 442–445

Bannister CF, Finalyson DC (1995) The endocrine system: effects of cardiopulmonary bypass. In: Mora CT (Hrsg) Cardiopulmonary bypass. Springer, Berlin Heidelberg New York, S 191

Barthelemy R, Galletti PM, Trudell LA et al. (1982) Total extracorporeal CO2 removal in a pumpless artery-to-vein shunt. Trans Am Soc Artif Intern Organs 28: 354–358

Bartlett R (2005) Physiology of ECLS. In: Van Meurs K, Lally KP, Peek GJ, Zwischenberger JB (Hrsg) ECMO Extracorporeal Cardiopulmonary Support in Critical Care. Ann Arbor, MI: Extracorporeal Life Support Organization, S 5–27

Bartlett RH, Gazzaniga AB, Jefferies MR (1976) Extracorporeal membrane oxygenation (ECMO) cardiopulmonary support in infancy. Trans Am Soc Artif Intern Organs 22: 80–93

Beck A (1924) Zur Technik der Bluttransfusion. Klin Wochenschr 3: 1999–2001

Beck A (1925) Über Bluttransfusion. Münchener Medizinische Wochenschrift 72: 1232–1236

Bein T, Kuhr LP, Metz C, et al. (2002) ARDS and severe brain injury. Therapeutic strategies in conflict. Anaesthesist 51(7): 552–556

Beique FA, Joffe D, Tousignant G, Konstadt S (1998) Echocardiography-based assessment and management of atherosclerotic disease of the thoracic aorta. J Cardiothorac Vasc Anesth 12(2): 206–220

Berrizbeitia LD, Tessler S, Jacobowitz IJ et al. (1989) Effect of sternotomy and coronary bypass surgery on postoperative pulmonary mechanics. Comparison of internal mammary and saphenous vein bypass grafts. Chest 96(4): 873–876

Bhat JG, Gluck MC, Lowenstein J, Baldwin DS (1976) Renal failure after open heart surgery. Ann Intern Med 84(6): 677–82

Biancari F, Rimpilainen R (2009) Meta-analysis of randomised trials comparing the effectiveness of miniaturised versus conventional cardiopulmonary bypass in adult cardiac surgery. Heart 95(12): 964–969

Bircks W (2002) History of cardiac surgery in Germany – in consideration of her relation to the German Cardiac Society. Z Kardiol 91 (Suppl. 4):IV/81–IV/85

Bock H (2003) 45 Jahre erlebte extrakorporale Zirkulation. Kardiotechnik 2

Borst HG (1978) Zur Geschichte und Entwicklung der Herzchirurgie. In: Allgemeine und Spezielle Operationslehre: Herz und herznahe Gefäße. Springer, Berlin Heidelberg New York, S 7

Bramson ML, Hill JD, Osborn JJ et al. (1972) Design and performance of a new membrane lung. Trans Am Soc Artif Intern Organs 18(0): 395–400

Bramson ML, Hill JD, Osborn JJ, Gerbode F (1969) Partial veno-arterial perfusion with membrane oxygenation and diastolic augmentation. Trans Am Soc Artif Intern Organs 15: 412–416

Brinkhous KM, Smith HP, Warner ED et al. (1939) The inhibition of blood clotting: an unidentified substance which acts in conjunction with heparin to prevent the conversion of prothrombin into thrombin. Am J Physiol 125: 683–687

Brown-Sequard CE (1858) Recherches experimentales sur les proprietes physiologiques et les usages du sang rouge et du sang noir et de leur principaux elements gazeux, l'oxygene et l'acide carbonique. J Physiol Homme 1: 729–735

Brunston RL Jr, Tao W, Bidani A et al. (1996) Determination of low blood flow limits for arterio-venous carbon dioxide removal. ASAIO J 42(5): M845–9

Camboni D, Philipp A, Arlt M et al. (2009b) First experience with a paracorporeal artificial lung in humans. ASAIO J 55(3): 304–306

Camboni D, Schmidt S, Philipp A et al. (2009a) Microbubble activity in miniaturized and in conventional extracorporeal circulation. ASAIO J 55(1): 58–62

Castiglioni A, Verzini A, Pappalardo F et al. (2007) Minimally invasive closed circuit versus standard extracorporeal circulation for aortic valve replacement. Ann Thorac Surg 83(2): 586–591

Chen YS, Chao A, Yu HY et al. (2003) Analysis and results of prolonged resuscitation in cardiac arrest patients rescued by extracorporeal membrane oxygenation. J Am Coll Cardiol 41(2): 197–203

Clark LC Jr, Gollan F, Gupta VB (1950) The oxygenation of blood by gas dispersion. Science 111(2874): 85–87

Colli A, Fernandez C, Delgado L et al. (2009) Aortic valve replacement with minimal extracorporeal circulation versus standard cardiopulmonary bypass. Interact Cardiovasc Thorac Surg 9(4): 583–587

Conrad SA, Rycus PT (2005) The ELSO registry. In: Van Meurs K, Lally KP, Peek GJ, Zwischenberger JB (Hrsg) ECMO. Extracorporeal cardiopulmonary support in critical care. Ann Arbor: Extracorporeal Life Support Organization, S 173–186

Cooley DA (1987) Development of the roller pump for use in the cardiopulmonary bypass circuit. Tex Heart Inst J 14(2): 112–118

Crock PA, Ley CJ, Martin IK et al. (1988) Hormonal and metabolic changes during hypothermic coronary artery bypass surgery in diabetic and non-diabetic subjects. Diabet Med 5(1): 47–52

Dale HH, Schuster EHJ (1928) A double perfusion-pump. J Physiol 64: 356–364

De Hert SG, Turani F, Mathur S, Stowe DF (2005) Cardioprotection with volatile anesthetics: mechanisms and clinical implications. Anesth Analg 100(6): 1584–1593

DeBakey ME (1934) A simple continuous flow blood transfusion instrument. New Orleans Med Surg J 87: 386–389

Deja M, Hommel M, Weber-Carstens S et al. (2008) Evidence-based therapy of severe acute respiratory distress syndrome – an algorithm-guided approach. J Int Med Res 36(2): 211–221

Delius RE, Montoya JP, Merz SI et al. (1992) New method for describing the performance of cardiac surgery cannulas. Ann Thorac Surg 53: 278–281

Delva E, Maille JG, Solymoss BC et al. (1978) Evaluation of myocardial damage during coronary artery grafting with serial determinations of serum CPK MB isoenzyme. J Thorac Cardiovasc Surg 75(3): 467–475

Demikhov VP (1969) Transplantation of the heart, lungs and other organs. Eksp Khir Anesteziol 14(2): 3–8

Demikhov VP (1989). J Heart Transplant 8(6): 427–429

Dennis C (1985) Perspective in review. One group's struggle with development of a pump-oxygenator. Trans Am Soc Artif Intern Organs 31: 1–11

Dennis C, Spreng DS Jr, Nelson GE et al. (1951) Development of a pump-oxygenator to replace the heart and lungs; an apparatus applicable to human patients, and application to one case. Ann Surg 134(4):709–721

DeWall RA, Warden HE, Read RC et al. (1956) A simple expendable, artificial oxygenator for open heart surgery. Surg Clin North Am 36: 1025–1034

Diez C, Haneya A, Brunger F et al. (2009) Minimized extracorporeal circulation cannot prevent acute kidney injury but attenuates early renal dysfunction after coronary bypass grafting. ASAIO J 55(6): 602–607

Dodrill FD, Hill E, Gerisch RA (1952) Temporary mechanical substitute for the left ventricle in man. J Am Med Assoc 150(7): 642–644

Dodrill FD, Hill E, Gerisch RA, Johnson A (1953) Pulmonary valvuloplasty under direct vision using the mechanical heart for a complete by-pass of the right heart in a patient with congenital pulmonary stenosis. J Thorac Surg; 26(6): 584–594, discussion 195–197

Dogliotti AM (1952) Clinical use of the artificial circulation with a note on intra-arterial transfusion. Bull Johns Hopkins Hosp 90(2): 131–133

Dogliotti AM, Del Poli G, Caldarola L (1954) A cardiopulmonary machine for extracorporal circulation of blood. J Int Coll Surg 22(2:1): 107–114

Doll N, Fabricius A, Borger MA et al. (2003) Temporary extracorporeal membrane oxygenation in patients with refractory postoperative cardiogenic shock – a single center experience. J Card Surg 18(6): 512–518

Dorson W Jr, Baker E, Cohen ML et al. (1969) A perfusion system for infants. Trans Am Soc Artif Intern Organs 15: 155–160

Filsoufi F, Rahmanian PB, Castillo JG et al. (2007) Predictors and outcome of gastrointestinal complications in patients undergoing cardiac surgery. Ann Surg 246(2): 323–329

Frey M von, Gruber M (1885) Untersuchungen über den Stoffwechsel isolierter Organe. Ein Respirations-Apparat für isolierte Organe. Virchow's Arch Physiol 9: 519–532

Fuhrman FA (1956) Oxygen consumption of rat tissues at different temperatures. In: Dripps RD (Hrsg) The Physiology of induced hypothermia. National Academy of Sciences, Washington DC, S 50–51

Fullerton DA, McIntyre RC Jr, Kirson LE et al. (1996) Impact of respiratory acid-base status in patients with pulmonary hypertension. Ann Thorac Surg 61(2): 696–701

Galletti PM, Brecher GA (1962) Heart-Lung Bypass. Grune & Stratton, New York

Gaudino M, Glieca F, Alessandrini F et al. (2000) The unclampable ascending aorta in coronary artery bypass patients: A surgical challenge of increasing frequency. Circulation 102(13): 1497–1502

Gibbon JH Jr (1954) Application of a mechanical heart and lung apparatus to cardiac surgery. Minn Med 37: 171–180

Gillinov AM, Lytle BW, Hoang V et al. (2000) The atherosclerotic aorta at aortic valve replacement: surgical strategies and results. J Thorac Cardiovasc Surg 120(5): 957–963

Greinacher A, Lubenow N, Hinz P, Ekkernkamp A (2003) Heparin-induzierte Thrombozytopenie. Dtsch Arztebl 100: A2220–2222

Gündel W (1979) Über den zeitweiligen partiellen oder totalen Ersatz des Herzens und der Lunge durch mechanische Systeme sowie die Entlastung des Herzens durch ebensolche Systeme. Humboldt-Universität, Berlin

Gündel W (2003) 40 Jahre HLM in der DDR – Ein Rückblick. Kardiotechnik 12: 62

Guyton RA (1995) The myocardium: Physiology and protection during cardiac surgery and cardiopulmonary bypass. In Mora CT, Hrsg. Cardiopulmonary bypass. Springer, Berlin Heidelberg New York, S 21–39

Hammon JW (2008) Perfusion system. In: Cohn LH (Hrsg) Cardiac surgery in the adult. McGraw-Hill, New York, S 350–370

Haneya A, Philipp A, Schmid C et al. (2009) Minimised versus conventional cardiopulmonary bypass: outcome of high-risk patients. Eur J Cardiothorac Surg 36(5): 844–848

Harris AM, Shawkat S, Bailey JS (1987) The use of an endotracheal tube for cannulation of left superior vena cava via coronary sinus for repair of a sinus venosus atrial septal defect. Br Heart J 58(6): 676–677

Herdman WJ (1887) The surgeons pump. JAMA 9:59–60

Hilberman M, Myers BD, Carrie BJ et al. (1979) Acute renal failure following cardiac surgery. J Thorac Cardiovasc Surg 77(6): 880–888

Hill JD, O'Brien TG, Murray JJ et al. (1972) Prolonged extracorporeal oxygenation for acute posttraumatic respiratory failure (shock-lung syndrome). Use of the Bramson membrane lung. N Engl J Med 286(12): 629–634

Holland FW, Brown PS Jr, Weintraub BD, Clark RE (1991) Cardiopulmonary bypass and thyroid function: a »euthyroid sick syndrome«. Ann Thorac Surg 52(1): 46–50

Huebler M, Koster A, Buz S et al. (2006) Cardiopulmonary bypass for complex cardiac surgery using bivalirudin anticoagulation in a patient with heparin antibodies. J Card Surg 21(3): 286–288

Jacobj C (1890) Apparat zur Durchblutung isolierter überlebender Organe. Archiv für experimentelle Pathologie und Pharmakologie. Naunyn/Schmiedeberg 26: 388–397

Kirklin JW, Barrett-Boyes BG (1993) Hypothermia, circulatory arrest, and cardiopulmonary bypass. In: Kirklin JW, Barrett-Boyes BG (Hrsg) Cardiac Surgery 2nd ed. Livingstone, New York, S 91

Kirklin JW, DuShane JW, Patrick RT (1955) Intracardiac surgery with the aid of a mechanical pump-oxygenator (Gibbon-type): report of eight cases. Mayo Clin Proc 30: 201–206

Kleinman LH, Yarbrough JW, Symmonds JB, Wechsler AS (1978) Pressure-flow characteristics of the coronary collateral circulation during cardiopulmonary bypass. Effects of hemodilution. J Thorac Cardiovasc Surg 75(1): 17–27

Klinner W (1990) Meilensteine der Herzchirurgie. Wiener Med Wschr 10/11: 254–258

Klotz S, Vestring T, Rötker J et al. (2001) Diagnosis and treatment of nonocclusive mesenteric ischemia after open heart surgery. Ann Thorac Surg 72(5): 1583–1586

Koster A, Weng Y, Bottcher W et al. (2007) Successful use of bivalirudin as anticoagulant for ECMO in a patient with acute HIT. Ann Thorac Surg 83(5): 1865–1867

Kuitunen A, Hynynen M, Salmenpera M et al. (1993) Anaesthesia affects plasma concentrations of vasopressin, von Willebrand factor and coagulation factor VIII in cardiac surgical patients. Br J Anaesth 70(2): 173–180

Kuntschen FR, Galletti PM, Hahn C et al. (1985) Alterations of insulin and glucose metabolism during cardiopulmonary bypass under normothermia. J Thorac Cardiovasc Surg 89(1): 97–106

LeGallois CJJ (1812) Experiences sur le principe de la vie, notamment sur celui des mouvemens du coeur, et sur le siège de ce principe. Suivies du rapport fait à la première classe de l'Institut sur celles relatives aux mouvemens du coeur. d'Hautel, Paris

Lillehei CW, Cohen M, Warden HE et al. (1955) The results of direct vision closure of ventricular septal defects in eight patients by means of controlled cross circulation. Surg Gynecol Obstet 101(4): 446–466

Lokshin LS, Luri'e GO, Dement'eva, II (1998) Role of academic B.V. Petrovskii in the development of extracorporeal circulation. Vestn Ross Akad Med Nauk 6: 13–7

Longstreth WT Jr, Inui TS (1984) High blood glucose level on hospital admission and poor neurological recovery after cardiac arrest. Ann Neurol 15(1): 59–63

Lundberg S (1967) Renal function during anaesthesia and open-heart surgery in man. Acta Anaesthesiol Scand Suppl 27: 1–81

Mangano DT, Tudor IC, Dietzel C (2006) The risk associated with aprotinin in cardiac surgery. N Engl J Med 354(4): 353–365

Marschall F, Kolb C, Wittstadt T, Meyer T (2006) Zum Verhältnis von metabolischer und kardialer Beanspruchung auf drei unterschiedlichen Ergometertypen: Fahrrad, Corss-Trainer und Stairmaster. Dtsch Z Sportmed 57: 255–259

Massetti M, Tasle M, Le Page O et al. (2005) Back from irreversibility: extracorporeal life support for prolonged cardiac arrest. Ann Thorac Surg 79(1): 178–183, discussion 183–184

McLean J (1916) The thromboblastic action of cephalin. Am J Physiol 41: 250–257

Müller T, Lubnow M, Philipp A et al. (2009b) Extracorporeal pumpless interventional lung assist in clinical practice: determinants of efficacy. Eur Respir J 33(3): 551–558

Müller T, Lubnow M, Bein T et al. (2009a) Extrakorporale Lungenunterstützungsverfahren beim ARDS des Erwachsenen: eine Standordbestimmung. Intensivmed 46: 109–119

Müller T, Philipp A, Luchner A et al. (2009c) A new miniaturized system for extracorporeal membrane oxygenation in adult respiratory failure. Crit Care 13(6): R205

Nehra D, Goldstein AM, Doody DP et al. (2009) Extracorporeal membrane oxygenation for nonneonatal acute respiratory failure: the Massachusetts General Hospital experience from 1990 to 2008. Arch Surg 144(5): 427–432, discussion 432

Peek GJ, Clemens F, Elbourne D et al. (2006) CESAR: conventional ventilatory support vs extracorporeal membrane oxygenation for severe adult respiratory failure. BMC Health Serv Res 6: 163

Peters RM, Wellons HA Jr, Htwe TM (1969) Total compliance and work of breathing after thoracotomy. J Thorac Cardiovasc Surg 57(3): 348–355

Philipp A, Behr R, Reng M (1998) Pumpless extracorporeal lung assist. J Extracorp Technology 30: 38–41

Philipp A, Wiesenack C, Behr R et al. (2002) High risk of intraoperative awareness during cardiopulmonary bypass with isoflurane administration via diffusion membrane oxygenators. Perfusion 17(3): 175–178

Porter GA, Kloster FE, Herr RJ et al. (1966) Relationship between alterations in renal hemodynamics during cardiopulmonary bypass and postoperative renal function. Circulation 34(6): 1005–1021

Puehler T, Haneya A, Philipp A et al. (2009) Minimal extracorporeal circulation: an alternative for on-pump and off-pump coronary revascularization. Ann Thorac Surg 87(3): 766–772

Puehler T, Haneya A, Philipp A et al. (2010) Minimized extracorporeal circulation in coronary artery bypass surgery is equivalent to standard extracorporeal circulation in patients with reduced left ventricular function. Thorac Cardiovasc Surg 58(4): 204–209

Ranmsey JG (1995) The respiratory, renal, and hepatic systems: effects of cardiac surgery and cardiopulmonary bypass. In Mora CT, ed. Cardiopulmonary bypass. Springer Berlin Heidelberg New York, S 159

Rashkind WJ, Freeman A, Klein D, Toft RW (1965) Evaluation of a disposable plastic, low volume, pumpless oxygenator as a lung substitute. J Pediatr 66: 94–102

Redel A, Kranke E, Kranke P (2008) Volatile Anästhetika an der Herz-Lungen-Maschine. Kardiotechnik 1: 14–17

Saxton GA, Andrews CB (1960) An ideal heart pump with hydrodynamic characteristics analogous to the mammalian heart. Trans Am Soc Artif Intern Organs 6: 288–291

Schebitz H, Kohler H, Gündel W (1954) Zur Frage der Ausschaltung des herzens durch ein künstliches Herz. Zbl Vet Med 1: 215

Schmid C, Philipp A, Mueller T, Hilker M (2009) Extracorporeal life support – systems, indications, and limitations. Thorac Cardiovasc Surg 57(8): 449–454

Schröder W von (1882) Ueber die Bildungsstätte des Harnstoffs. Archiv für experimentelle Pathologie und Pharmakologie (Naunyn/Schmiedeberg) 15: 364–400

Schulte HD, Bircks W, Dudziak R (1972) Preliminary results with the Bramson membrane lung. (Also report of a successful, clinical long-term perfusion). Thoraxchir Vask Chir 20(1): 54–59

Stafford-Smith M, Patel UD, Phillips-Bute BG et al. (2008) Acute kidney injury and chronic kidney disease after cardiac surgery. Adv Chronic Kidney Dis 15(3): 257–277

Stock MC, Downs JB, Weaver D et al. (1986) Effect of pleurotomy on pulmonary function after median sternotomy. Ann Thorac Surg 42(4): 441–444

Symons JA, Myles PS (2006) Myocardial protection with volatile anaesthetic agents during coronary artery bypass surgery: a meta-analysis. Br J Anaesth 97(2): 127–36

Truax C (1899) The mechanics of surgery. Truax, Chicago

Vargas FS, Cukier A, Terra-Filho M et al. (1992) Relationship between pleural changes after myocardial revascularization and pulmonary mechanics. Chest 102(5): 1333–1336

Yeboah ED, Petrie A, Pead JL (1972) Acute renal failure and open heart surgery. Br Med J 1(5797): 415–418

Zapol WM, Snider MT, Hill JD et al. (1979) Extracorporeal membrane oxygenation in severe acute respiratory failure: a randomized prospective study. Am Med Assoc 242: 2193–2199

Zuhdi N, Mc CB, Carey J, Greer A (1961) Double-belical reservoir heart-lung machine designed for hypothermic perfusion; primed with 5 per cent glucose in water; inducing hemodilution. Arch Surg 82: 320–325

Anhang

Formeln

Gasaustausch

Alveoloarterielle PO_2-Differenz	$AaDO_2 = P_AO_2\text{-}P_aO_2$
Alveolärer PO_2	$P_AO_2 = (P_B\text{-}PH_2O)\ FiO_2\text{-}P_ACO_2$
Sauerstoffsättigung des Blutes	$SO_2 = HbO_2/(HbO_2\text{-}Hb)$
Sauerstoffgehalt des arteriellen Blutes	$CaO_2 = (F{\times}Hb{\times}SaO_2)+(0{,}0031{\times}PO_2)$
Sauerstoffangebot	$DO_2 = HZV{\times}CaO_2$
Aufgenommene O_2-Menge	$VO_2 = HZV{\times}(CaO_2\text{-}CvO_2)$
Produzierte CO_2-Menge	$VCO_2 = HZV{\times}(CvCO_2\text{-}CaCO_2)$

P_B atmosphärischer Druck; PH_2O Wasserdampfdruck = 47 mmHg bei 37°C);
F Hüfner-Zahl = 1,39 ml O_2/mol Hb

EKZ

Hkt erwartet = Ausgangs-Hkt × Blutvolumen/(Primingvolumen + Blutvolumen)

Ery.-Konz = (Hkt. Erw × (BV + PV) Hkt akt × BV)/50

Elektrolyte = (Soll-Ist) × kg KG × 0,2/Molarität

$$PMV = \sqrt{(\text{Größe} \times \text{Gewicht}) \times 0{,}167 \times 2{,}4}$$

EKZ-Protokoll (■ Abb. 9.1)

EKZ - Protokoll Nr.   /   / 09

Größe (cm)   Gewicht (kg)   KOF

Flow l/min   BG   Alter

REOP   KT

Chirurg

Notfall   Anästhesie

prä-OP beatmet

1 – 2 – 3 KHK / HSS
AI / AS
MI / MS
Art. Hypertonie
Diabetes mellitus
Carotis-Stenosen

ACVB   IMA
AKE   AK-R
MKE   MK-R
TK-R   Ross Op
ASD   VSD
Carotis   Aneur. LV
AO-Asc   Aneur. Thor.
Rea.   HTX
Rea. n. Herz-OP
Bypassrev.   Ablation

Pumpe
Oxygenator
Reservoir

art. Blutfilter
art. Kanüle
ven. Kanüle
Online BGA
Hämofilter
Assist Device

Bypass Beginn
Bypass Zeit
Kreislaufstillst.
Hirnperfusion
Ischämiezeit 1
Ischämiezeit 2
Reperfusionszeit

☐ MECC Maquet   ☐ MECC Medos

☐ Femo Femoral   ☐ Umkanüliert

Kanüle arteriell: ○ aortal   ○ femoral   ○ subclavia

Kanüle venös: ○ single   ○ separat   ○ andere

☐ LA > Art. femoralis

Cerebrale Perfusion: ☐ antegrad   ☐ retrograd

EKZ nach Checkliste geprüft:

dp MO   dp ABF   dp AOK

Gasflow max   CO max   Filter belegt   Oxywech.

techn. Probleme   dp MO +

Auffälligkeiten:

Kp- Lösung
Kp- Volumen
Kp- Intervalle

KP- Applikation
○ antegrad
○ retrograd
○ selektiv

Herzstillstand
○ ohne
○ flimmert
○ sofort
○ < 1 Min.
○ > 1 Min.
○ unvollst.

weaning
○ problemlos
○ verzögert
○ schwierig

EF
Min. Temp an EKZ
Defi. in Reperfusion
Warme Reperf.

Supra bei weaning
○ ohne
○ ≤ 0.5
○ > 0.5

Laktat vor EKZ
Hb vor EKZ
Hb min an EKZ
Hb max an EKZ
ACT v. Heparin
ACT n. Heparin
ACT min an EKZ

Leukos
Thrombos
Kreatinin
Bilirubin
ATIII
Fibrinogen
CK

Einfuhr

Standardf.
EK
FFP
Albumin 20%
Tranexams./ ml
Nitro Bolus /ml
Kalium / ml
Lasix / ml
Neosyn. 1:10
NaHCO$_3$ / ml
TRIS / ml
Nipruss an EKZ ☐

Perfan / ml
SH05 Dialysat
Cellsaver
Extra Einfuhr

Ausfuhr

Restblut HLM
Ausscheidung
Hämolyse ☐
HF - Filtrat
Blutverlust

Zeit	ACT	Hep.	Glukose	Laktat	Hb

Perfusionsdaten

v Sät. min   FIO$_2$ MP1
v Sät. MP1   FIO$_2$ MP2
v Sät. MP2   FIO$_2$ MP3
v Sät. MP3   FIO$_2$ max
v pH min   V O$_2$ MP1
v pH MP1   V O$_2$ MP2
v pH MP2   V O$_2$ MP3
v pH MP3   aPO$_2$ min
v pO$_2$ min   aPO$_2$ MP1
v pO$_2$ MP1   aPO$_2$ MP2
v pO$_2$ MP2   aPO$_2$ MP3
v pO$_2$ MP3   PMV MP1
v CO$_2$ max   PMV MP2
  PMV MP3
  MAP MP1
  MAP MP2
  MAP MP3

■ **Abb. 9.1** EKZ-Protokoll

Stichwortverzeichnis

T

V

W

Z

Printing: Ten Brink, Meppel, The Netherlands
Binding: Stürtz, Würzburg, Germany